TRAITÉ

DE LA
SYNOQUE ATRABILIEUSE,

OU

DE LA FIÈVRE CONTAGIEUSE,

QUI régna au Sénégal en 1778, & qui fut mortelle à beaucoup d'Européens, & à un grand nombre de Naturels.

SUIVI de courtes réflexions sur le commerce de la gomme du Sénégal, & sur l'importance de ce pays à ce sujet; & finissant par des preuves qui montrent les mauvaises suites que doit avoir la coutume actuelle d'envoyer des criminels en Afrique, comme soldats.

Par J. P. SCHOTTE, Docteur en Médecine.

Heu miseros homines, quos contra militat aër,
Quorum perniciem motæ jurasse procellæ
Et tempestates tractu variante videntur!
Mox etenim cœlo descendens plurimus imber
Corpus inerme ferit, mox artus Sirius urit.

HEBENSTREIT.

A LONDRES,

Et se trouve à PARIS,

Chez FROULLÉ, Libraire, Quai des Augustins.

M. DCC LXXXV.

PRÉFACE.

LA maladie dont il s'agit dans ce Traité, ne paraît point annuellement au Sénégal, elle n'y règne que quand les pluies font, contre l'ordinaire, fréquentes, abondantes & de longue durée. Les maladies communes dans le pays, lorfque les pluies ne font point exceffives, font des Fièvres intermittentes & rémittentes bilieufes, & des flux. Les premières cèdent communément aux anti-moniaux, toujours au quinquina, & ne font pas mortelles; mais les dernières font très-opiniâtres, & fi l'on n'y remèdie dès le commencement, elles emportent généralement les malades.

Ces maladies font plus ou moins malignes ou fatales, felon que les pluies font plus ou moins abondantes & fréquentes. Pendant la première faifon, que je paffai ici en 1775, comme les pluies étoient abondantes & fréquentes, plufieurs perfonnes furent attaquées de Fièvres bilieufes, qui étoient accompagnées, chez quelques-unes, de très-mauvais fymptômes. On pourrait les appeller *Fièvres jaunes*, d'après la couleur qui se manifestait sur la peau pendant qu'elles régnaient. L'année d'après, qui étoit 1776, il n'y eut que quelques ondées qui laissaient entr'elles des intervalles de plusieurs jours secs ; aussi regarda-t-on cette saison comme singulièrement favorable , vu le petit nombre de personnes qu'elle fit périr. Les pluies ne furent pas si abondantes en 1777 qu'en 1775 , & , pour cette raison , les Fièvres furent plus bénignes. Elles commencèrent à paraître plutôt en 1778 ; elles furent fréquentes , abondantes & continuèrent pendant long-temps. Cette continuité de temps pluvieux fut cause de la submersion d'une partie de l'Isle , & de l'apparition de la maladie terrible dont je vais traiter. M. William Bishop, qui était en ce temps à la tête de l'hôpital, dans la province de Senegambie , & qui y était établi depuis plusieurs années , ne l'avait jamais vu paraître qu'une fois auparavant, en 1766. Les pluies furent abondantes & fréquentes cette année ; elles occasionnèrent une telle submersion de l'Isle, que les Européens étaient obligés de prendre des canots pour aller lesuns chez les autres. Il rapporte que cette maladie févit alors avec beaucoup de fureur , & qu'elle était proportionément auffi fatale qu'elle le fut dans ce dernier temps.

Sans porter atteinte à fon traité , je ferai remarquer que , nullement admirateur des auteurs qui n'ayant aucune opinion à eux, fuivent aveuglement celle des autres, fans mettre en action leurs facultés, je n'ai adopté aucune de leurs méthodes. Ainfi j'ai pris la liberté de ne me fixer à aucun fyflême ou à aucune doctrine particulière ; j'ai préfenté mon opinion dans nombre de circonftances, en faifant mon poffible pour l'appuyer d'ar-gumens en partie fondés fur la raifon, & en partie fur l'expérience. J'ai donc donné une defcription auffi complette & auffi vraie de la maladie & des circonftances qui l'accom-pagnaient que j'en étais capable. D'après cela , le Lecteur guidé par fon propre jugement, pourra adopter ou rejetter l'une ou l'autre des opinions que j'ai avancées.

Je dois dire encore que le peu de connaiſſance que j'ai de la langue Anglaiſe, m'avait empêché de publier plutôt ce Traité. Je l'avais d'abord écrit en Latin, & j'étais réſolu de le donner dans cette langue, mais un Médecin de mes amis, à qui je le communiquai (1), m'en détourna, & me perſuada de le publier en Anglais : les raiſons qu'il m'apporta me convainquirent de l'utilité de ſon avis. J'entrepris donc l'ouvrage avec défiance ; mais je parvins enfin à un ſuccès plus grand que je ne m'attendais. J'eſpère auſſi que le Lecteur n'uſera point de ſévérité pour le ſtyle ; mais qu'il ſe fixera plus au ſujet, comme étant une matière propre à piquer ſa curioſité ſur l'Afrique, qu'à la manière dont il eſt expoſé.

____

(1) Schwediancr.

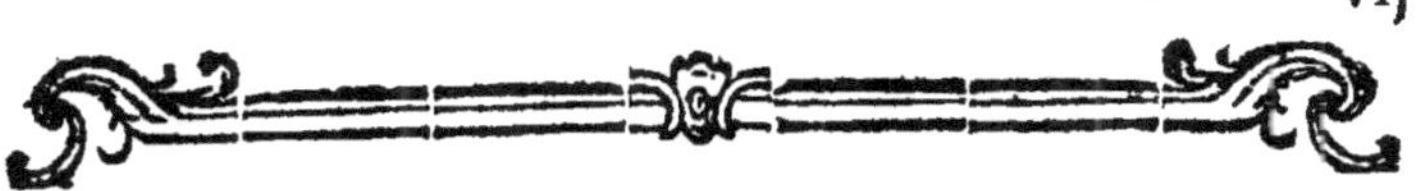

INTRODUCTION.

Avant d'expofer les détails de la maladie dont *il s'agit dans ce Traité*, il convient pour en faciliter l'intelligence, de faire quelques remarques fur la fituation de l'Ifle Saint - Louis, dans la rivière du Sénégal ; fur fes environs, les faifons qui y règnent, le temps où commença à paraître cette maladie, celui où elle ceffa, la manière dont elle fe manifefta, & le thermomètre qu'on employa pour conftater le degré de chaleur de la faifon.

L'Ifle Saint-Louis, autrement appellé Sénégal, eft fituée vers le 16' nord de latitude & le 16' Oueft de longitude. Elle eft féparée de l'Ifle de Soar à l'Eft par le principal fleuve, & eft regardée comme une partie du continent, à caufe du peu d'étendue de la baye qui la forme. Elle a l'Océan Atlantique à l'Oueft, & n'en eft féparée que par une petite langue de terre, ou plutôt de fable, qu'on appelle la *Pointe de Barbarie*. Cette langue, en plufieurs endroits, n'a pas plus de cinq ou fix cents pas géométriques en largeur. Une branche du fleuve coule entre le continent & l'Ifle, & communique avec le fleuve principal, au-deffous. & au-deffus. Cette Ifle a environ mille pieds en longueur & fept cents en largeur : elle contient cinq ou fix cents noirs. Elle eſt ordinairement à deux ou trois pieds au-deſſus du niveau de la rivière, lorſque l'eau eſt haute, pendant les mois d'Août, de Septembre & d'Octobre ; mais il y a des années où toute l'Iſle eſt ſubmergée. Dans les autres mois de l'année, il peut y avoir cinq ou ſix pieds au-deſſus du même niveau, dans les endroits les plus élevés. Le continent & les îles voiſines ſont auſſi baſſes, & même plus dans beaucoup d'endroits ; auſſi ſont-elles couvertes d'eau pendant preſque tout le temps des pluies. Ces Iſles ſont formées par des bayes qui communiquent avec le principal fleuve, & ſont entourées de beaucoup de paletuviers. L'eau du fleuve eſt fraîche pendant les pluies, mais elle eſt épaiſſe & trouble, le courant en étant ſi rapide, qu'il s'oppoſe au flux de la mer ; elle eſt au contraire ſalée dans le temps de ſéchereſſe, & l'on ne peut en avoir d'autre qu'en faiſant un creux plus ou moins profond dans le ſable, ſelon la hauteur du ſol : l'eau y abonde alors de toutes parts, & paraît juſqu'au niveau du fleuve ; mais elle eſt jaunâtre. On ne peut s'en procurer de meilleure dans les environs ; c'eſt celle dont les habitans & la garniſon font uſage, excepté lorſque le fleuve déborde.

Les Européens & les Naturels diviſent ordinairement l'année en deux ſaiſons, celle des pluies & celle de la ſéchereſſe, que pluſieurs nomment celle des *maladies* & celle de la *ſanté.* La ſaiſon des pluies ou des maladies commence généralement vers le milieu de Juillet, & finit vers le milieu d'Octobre. Pendant ce temps, le vent eſt ordinairement entre l'Eſt & le Sud; c'eſt alors que l'ouragan paraît. On a obſervé que cette ſaiſon eſt plus ou moins mal-ſaine à proportion du plus ou du moins de pluie qui tombe. Un épaiſſiſſement & une peſanteur accablante de l'air, qui paraît plus chaud que ne l'indique le thermomètre, précède toujours l'ouragan. On apperçoit que celui-ci eſt prêt à paraître par les nuages qui s'élèvent du Sud-Eſt, & ils deviennent ſi épais en ſe réuniſſant, qu'ils rendent l'horiſon entièrement noire : le tonnerre & les éclairs les accompagnent de diſtance en diſtance. La briſe diſparaît inſenſiblement à meſure que l'ouragan avance, & bientôt un calme parfait lui ſuccède. Le ciel devient encore plus obſcur ; les animaux & les oiſeaux ſe cherchent de toute part un aſyle : tout eſt dans le plus profond ſilence. A meſure qu'il s'élève, les apparences du ciel deviennent plus effrayantes; enfin il éclate bruſquement, & la température de l'air eſt tellement alors froide, qu'elle fait deſcendre le thermomètre de ſept à huit degrés en peu de minutes. Sa violence abat les cabanes des nègres, fait chavirer les vaiſſeaux, les force à filer ſur leurs ancres, ou les jette ſur le rivage; & lorſqu'elle diminue, la pluie lui ſuccède accompagnée d'éclairs & d'éclats redoublés de tonnerre. Quelquefois l'ouragan arrive ſans pluie, ou du moins il y en a peu ; mais il en eſt plus terrible & dure plus long-temps. On a cru qu'il amenait avec lui quelques qualités peſtilentielles, d'après l'obſervation de nombre de perſonnes qui tombent malades la nuit d'après ſon apparition.

J'ai éprouvé en quelque manière la vérité de cette aſſertion dans le mois de Septembre 1776. Me trouvant très-bien, & ayant dîné à mon ordinaire, un redoublement d'ouragan emporta les volets de ma fenêtre, & ſouffla dans la chambre où j'étais. Environ une heure après, j'eus des friſſons, & le ſoir une fièvre aſſez conſidérable qui prit le caractère d'une fièvre bilieuſe. Cependant, malgré cette preuve, on ne doit point lui attribuer, d'après mon opinion, d'auſſi mauvaiſes qualités, l'invaſion ſubite des maladies qu'il amène pouvant dépendre du ſeul changement produit dans l'air, & conſéquemment ſur le corps : on pourroit donc le conſidérer comme une cauſe occaſionnelle de la maladie à laquelle le corps était déjà diſpoſé long-temps avant.

L'humidité de l'athmoſphère eſt telle pendant cette ſaiſon, que tout la démontre plus ou moins. Le cuir, les courroies & les livres ſe moiſiſſent ; les métaux polis ſe rouillent ; le ſel, le ſucre & toutes les ſubſtances ſalines sèches, deviennent humides ; la viande des animaux tués le ſoir, eſt gâtée le lendemain matin, de manière à ne pouvoir ſervir.

Les pluies laiſſent des intervalles fréquens, qui

ont aussi leurs désagrémens à cause des moskites &
autres insectes aîlés qui, abandonnant les paletuviers
& les marais qu'ils avaient choisis pour retraites,
s'étendent alors sur tout le pays.

La saison de la sécheresse ou de la santé commence ordinairement vers le milieu d'Octobre, &
continue jusqu'au milieu de Juillet. On l'appelle
sèche parce qu'il pleut alors rarement, & souvent
même pas : plusieurs la nomment encore *saine*,
par opposition à l'autre qui fomente des maladies.
En effet, quoique les pleurésies & les péripneumonies sévissent dans les mois de Décembre & de
Janvier, & les flux pendant les mois d'Avril, de Mai
& de Juin, comme peu de personnes en meurent,
la comparaison de ces deux saisons justifie cette
dénomination. Quand la pluie cesse, le vent change
d'aire : il est le plus souvent Est ou Nord-Est le
matin ; mais à mesure que le soleil s'élève sur
l'horifon, il change de plus en plus en s'approchant
du Nord, jusqu'à ce que l'après-midi, tantôt plutôt
ou plus tard, il soit parvenu au Nord-Ouest : on
l'appelle alors la *brise du large*, & il est très-rafraî-
chissant. Il arrive quelquefois, lorsque le soleil
descend vers l'horifon, que le vent revient à l'Est,
& continue ainsi toute la nuit. Ce vent quelquefois souffle très-fort, & il est toujours très-chaud ;
il dessèche les lacs & les étangs que les pluies du
ciel & le débordement du fleuve avoient formés,

& donne lieu à la criftallifation d'un fel marin dont la nature approche du foffile , lorfque l'eau qu'ils contiennent vient en partie de la mer. Dans les mois de Février , de Mars , d'Avril , de Mai & de Juin , le vent fouffle le plus conftamment entre le Nord & l'Oueft ; il faut en excepter cependant un jour ou deux , où de temps à autre il eft Eft : quand il eft tel en Avril , il fait extrêmement chaud. Les vaftes plaines de fable fur lefquelles le vent doit paffer avant qu'il n'arrive ici , étant échauffées par le foleil qui eft alors vers le zenith du Sénégal , réverbèrent la chaleur qu'elles ont reçue , & contribuent à l'augmenter. J'ai obfervé en effet , que dans le même mois ce vent n'était pas plus chaud qu'un autre fur la rivière de Gambie : ce qui paraît provenir de la différence du fol du pays , qui n'eft point fableux comme le Sénégal. Je penfe que c'eft le fable extrêmement fin , que le vent enlève , qui rend l'athmofphère obfcur. J'ai vu au mois d'Avril 1775 , une pouffière enlevée un matin par un vent d'Eft , qui formait un tel nuage dans l'air , qu'on ne pouvait voir plus loin de foixante pieds.

Le temps devient calme , & vers les onze heures du foir l'athmofphère s'éclaircit en dépofant une pouffière brunâtre & impalpable qui couvre tout ce qui eft à fa portée près de l'épaiffeur d'une ligne. J'ai obfervé la même chofe à bord d'un vaiffeau en mer au mois de Mars 1775 , lorfque j'étais à

la diſtance de cinq ou ſix lieues de terre , vers la
latitude du Sénégal. Le vent ayant été Eſt pendant
la nuit , je trouvai le matin les voiles, les hautbans
& le tillac tout couverts d'une pouſſière impalpable.
La deſcription qu'a donné le ſavant D. Lind (1)
de l'Harmattans de la côte de Guinée , paraît ſe
rapporter avec le vent d'Eſt du Sénégal, dans preſque
tous les points ; excepté que l'humidité du premier
n'a point lieu dans celui-ci , qui deſsèche au contraire tout ce qui eſt à ſa portée. L'eau qu'on répand
ſur le plancher pour rafraîchir l'air d'une chambre,
eſt évaporée dans un inſtant , de manière à faire
varier de pluſieurs degrés , un thermomètre d'obſervation. Le ſel , le ſucre & autres ſubſtances ſemblables, qui ſont à moitié fondu par l'humidité de l'air
pendant le temps des pluies , ſe sèchent en peu de
jours , & s'amoncèlent en morceaux très-durs. Les
meubles qui ſont fait de bois & qui ont toutes leurs
parties convenablement diſpoſées , diminuent ; les
aſſemblages ſe relâchent , ils ſe fendent & s'entr'ouvrent lorſqu'ils ſont collés. Ce vent sèche &
brûle la peau des blancs auſſi bien que celle des noirs,
& la rend auſſi rude que le ferait le plus grand froid
en Europe. Le ciel eſt ordinairement clair & ſans
nuage , mais l'athmoſphère eſt toujours brunâtre ;

---

(1) Eſſay on the most effectual means of preſerving the
Health of Séamen.

ce qui dépend, comme je l'ai observé, de la poussière, & peut-être encore des vapeurs qui s'élèvent de la surface de la terre & de l'eau. Quoiqu'on ne puisse appercevoir ces vapeurs en plein air, je les ai cependant vu former une ombre sur des murailles blanches, qui étaient près des étangs d'où elles s'élevaient; mais comme l'air est très-sec, elles sont aussi-tôt absorbées & ne paraissent plus sous forme de vapeurs. La manière de rafraîchir l'eau, usitée parmi les noirs, démontre combien doit être grande l'évaporation, lorsque ce vent souffle. Ils en remplissent des sacs de cuir tanné, & les suspendent en plein soleil; l'eau suinte plus ou moins à travers, de manière à en rendre la surface continuellement humide : ce qui donne lieu au refroidissement de celle qui est au-dedans.

Ce vent, en général, n'est point regardé comme mal-sain, même par les Naturels ou par les Européens, quoiqu'il leur soit très-désagréable, & qu'en privant le corps des fluides les plus subtiles, on puisse le regarder comme la cause immédiate de plusieurs maladies, & la prédisposante de beaucoup d'autres. Quand ce vent s'établit plutôt ou plus tard dans le mois d'Octobre, les habitans lui attribuent la cessation des maladies & le retour de la santé. Il rend le temps très-froid la nuit & le matin, dans les mois de Décembre & de Janvier, lorsque le foleil eft à fa plus grande diftance du pays.

La maladie putride qui devint fi fatale à la garnifon & aux habitans du Sénégal, parut au commencement d'Août : le mois de Juillet qui le précéda avait été fenfiblement fain, quoique le temps fût très-chaud & étouffant. Il n'y avait alors que trois foldats à l'hôpital pour de légères maladies vénériennes, quand nous apprîmes par quelques couriers noirs qui venaient de Gorée, qu'il y avait une fièvre cruelle qui y féviffait, & que nombre de perfonnes de la garnifon Françoife & des habitans même de l'Ifle en avaient péris. Nous nous félicitions de ne point partager leur infortune, lorfqu'on me dit qu'un des foldats qui avait été reçu à l'hôpital pour une gonorrhée, & qui en avait été renvoyé guéri le 2 Août, était tombé très-malade deux jours après. Je vins le voir auffi-tôt à fa demeure, où je le trouvai avec une grande fièvre accompagnée des plus mauvais fymptômes : je donnai ordre qu'on le tranfportât à l'hôpital où il mourut trois jours après avec toutes les apparences de la plus grande putridité. Celui qui était prépofé au foin de l'hô-pital, fut attaqué de la même maladie le 6 du même mois, & mourut le 9e. Un des vénériens qui reftait encore à l'hôpital, eut auffi la même fièvre, & il en mourut peu de jours après. Quelques foldats du fort, qui avaient leur entrée dans l'hôpital, prirent la contagion en vifitant leurs camarades,

& la répandirent dans toute la garnison. J'ai lieu de croire que la maladie fut apportée du Sénégal par les noirs qui venaient de Gorée, d'après ce que j'ai entendu dire qu'un d'eux mourut aussi-tôt après son arrivée au Sénégal. Il peut se faire que le soldat qui en mourut le premier eût pris d'eux l'infection. Il est probable en effet, qu'étant renvoyé de l'hôpital le second d'Août, & ayant demandé à se promener dans l'Isle le 3, il aura été voir quelques-uns de ces noirs dans leurs cabanes, pour apprendre quelques nouvelles de Gorée où il était connu. On pourra peut-être objecter que la contagion, en affectant ce soldat le 3 d'Août, n'a pu faire un progrès assez rapide pour se manifester elle-même au plus haut degré le matin suivant; mais je prouverai mon assertion par les observations suivantes. Un des élèves du chirurgien pansait un vésicatoire au dos d'un soldat attaqué de cette maladie, avec un digestif adouci d'huile de thérébentine. Il vint à l'appareil lorsqu'il eut fini; il me parut très-pâle, & me dit qu'il était sorti de l'ulcération une odeur si putride & si insupportable, qu'elle lui avoit occasionné un évanouissement & un mal d'estomac : il prit un peu de teinture de quinquina avec quelques amers, & retourna chez lui. La fièvre, accompagnée de plusieurs symptômes du plus mauvais genre, parut dès le soir, & il mourut le troisième jour ensuite. Une personne

qui

qui fut envoyée vers ce chirurgien le fecond jour de la maladie , pour tâcher de recevoir fes dernières volontés , arriva lorfque j'étois préfent : elle parla quelques minutes au malade , & me tirant enfuite à l'écart , elle me dit qu'elle fentait une certaine odeur dans fa chambre qui lui portait à l'eftomac & qu'étant fur le point de s'évanouir , elle était obligée de fe retirer. Elle n'en fut pas moins prife de la fièvre le foir ; mais elle en réchappa , non fans en avoir éprouvé les plus graves fymptômes , pendant tout les temps que la maladie parcourut. Un petit nègre qui avait fervi le chirurgien dont nous venons de parler , pendant fa maladie , en fut auffi attaqué , & il en mourut quelques jours après. Je pourrais produire ici plufieurs autres exemples pour appuyer ce que j'ai avancé fur la prompte apparition de la maladie après la contagion qui lui a donné lieu , mais je penfe que ces trois-ci fuffiront.

On peut dater la ceffation de cette maladie du milieu de feptembre ou environ. Le gouverneur Clarke qui mourut le 18 de ce mois , termina cette effrayante mortalité. Il avait évité toute communication avec les malades , mais il ne craignit point de m'admettre à fa compagnie : je fus le feul qui dînai avec lui pendant plufieurs femaines. Or , comme j'étais continuellement parmi les malades dans l'hôpital & dans l'île , & que je lui rendais compte tous les foirs de ce qui s'y était paſſé, je lui aurai probablement communiqué l'infection avec mes habits, quoique moi-même je n'en aye point fouffert. Il mourut peu de monde pendant les mois d'octobre, novembre & décembre. Les uns périſſaient attaqués de nouveau de la même maladie, d'autres de flux opiniâtres & d'abcès au foie, qui fouvent la terminaient. Il eft à remarquer qu'une flotte marchande, convoyée par un floop de guerre, ayant quitté le Sénégal le 4 d'août, pour faire voile vers l'Angleterre, fut entièrement exempte de la maladie. D'après les informations que j'en ai pu faire, elle n'alla pas plus loin, il eft vrai, que la rivière de Gambie. La garnifon du fort Saint-Jean, fitué fur cette rivière, ne fut affectée d'aucune maladie pendant tout ce temps, & n'a perdu que deux hommes qui moururent de flux.

Le thermomètre qui fervit à mes obfervations, eft celui de Fahrenheit, fait par Willcox & Coyſgarne. Il a été comparé en Angleterre avec un fait par Ramſden, & il s'eft trouvé environ trois quarts de degré plus bas. Il était placé au fort du Sénégal, dans une chambre planchéiée, au fecond étage, dont le plafond en maçonnerie était couvert d'ardoiſes. Cette chambre n'était expoſée qu'au lever & au coucher du foleil, les bâtimens qui l'entouraient l'en défendant lorfqu'il était élevé au-deſſus de l'horifon.

Le D. Lind a déjà obfervé (1) qu'un grand changement dans le temps, en ce pays, n'avait que peu ou point d'effet fur le baromètre : j'ai fait la même remarque au fort Saint - Jean, en Gambie, en 1776. En effet, depuis le 4 février jufqu'au dernier d'avril, les variations du temps en produifaient de fi petites fur le baromètre, qu'à peine elles étaient fenfibles. Peut-être l'uniformité du temps eft-elle la caufe de ce peu de variation du baromètre. Ces mois font une partie de la faifon sèche, pendant laquelle le ciel eft toujours clair, fans aucun nuage, quoique différens vents produifent des changemens fenfibles dans l'athmofphère. Cependant le gouverneur Clarke, qui avait également un baromètre dans fa chambre, au fort du Sénégal, affure également que les plus grands changemens dans le temps, pendant la faifon des pluies, ont eu fi peu d'effet fur cet inftrument, qu'à peine ils méritaient qu'on les eût remarqué.

---

(1) Effay on difeafes incidental to Européans in hot climates.

TRAITÉ

DE LA

FIÈVRE ATRABILIEUSE,

OU

FIÈVRE CONTAGIEUSE,

Qui févit au Sénégal en 1778, & qui devint fatale à la plus grande partie des Européens & à nombre de naturels.

Acceffu variant morbi mox fulmini inftar
Haud prævifa venit clades rectè que valentes
Opprimit : hos morbos veloces dicere mos eft.
*   progreffu difpare gaudent ;*
Aut etenim fe perpetuò natura labori
Adftringit, triftem dùm nulla remiffio cenfum
Sublevat & celeri verfatur vortice fatum.
Hos fynochos vocitant.

HEBENSTREIT.

LA garnifon & les habitans de l'île du Sénégal jouiffaient d'une bonne fanté le mois de juillet 1778, ainfi qu'il eft ordinaire pendant cette faifon de

B iij

& les effets qu'elle produifait, je ne doute point qu'on ne foit de mon fentiment, & qu'on ne la confidère, d'après fes caufes, comme une fièvre maligne ; auffi était-elle funefte à ceux qu'elle attaquait. Il paraiffait en effet être hors du pouvoir de la nature ou des remèdes, d'éloigner les caufes d'où elle provenait, chez la plupart de ceux chez qui elle féviffait ; & la réunion de ces deux puif-fances ne pouvait rien pour en prévenir les fuites fatales.

Le moyen le plus convenable de faire l'hiftoire exacte de cette maladie, eft d'en rapporter les fymptômes dans l'ordre qu'ils fe fuccèdent les uns aux autres. En fuivant donc cette méthode, je les rapporterai fucceffivement, en les rapprochant auffi près qu'il me fera poffible.

Le plus grand nombre de ceux qui en furent attaqués, éprouvaient précifément avant qu'elle commençât, une langueur & un tournoyement de tête ; bientôt fuivait un froid qui était très-léger chez quelques-uns, & qui ne durait pas plus d'un quart d'heure chez la plupart. Cependant ceux qui étaient infectés de la contagion d'une manière prompte, n'éprouvaient point de langueur, mais plutôt des friffons. Pendant que ces friffons duraient, les mufcles de tout le corps, & particulièrement ceux du vifage, étaient légèrement convulfés ; ils femblaient trembler ou fe retirer. Ces légères convulfions, chez plufieurs, n'avaient pas lieu dans tous les mufcles en même-temps, mais elles les affectaient alternativement. Le vifage devenait pâle & livide, ainfi que les lèvres & les ongles. Les malades fe plaignaient tous de malaife & de naufées à l'eftomac, & bientôt ce vifcère rejettait au-dehors des matières qui étaient quelquefois entremêlées de beaucoup de bile. Le friffon s'appaifait ; enfin le corps devenait chaud & le vifage rouge. Le pouls paraiffait plein & prompt, tendant néanmoins à la molleffe. Plufieurs préfentaient en outre des fignes d'une diathèfe phlogiftique, & particulière-ment ceux d'une péripneumonie accompagnée d'un pouls dur ; les yeux rouges & brillans femblaient fortir des orbites. Plufieurs étaient attaqués d'une inflammation douloureufe aux yeux le jour même qu'ils tombaient malades, & cet accident durait tout le temps de leur maladie : tous ceux qui étaient attaqués d'une pareille inflammation moururent, excepté un, lequel, malgré qu'il échappa pour un temps à l'activité de la maladie, mourut cependant après d'une rechûte. La plus grande partie des malades fe plaignait d'un mal de tête violent & d'une douleur au dos, particulièrement vers la région des reins, & quelquefois aux bras & aux jambes ; ils éprouvaient encore une douleur très-aigue au-deffus & à travers les yeux, qui fou-vent affaibliffait la vue. Malgré la plénitude du

pouls, il paraiſſait chez quelques-uns un abatte-
ment de l'ame & une perte de forceextraordi-
naire ; on obſervait chez d'autres une anxiété
accompagnée de profonds ſoupirs, qu'augmentait
le peu d'eſpoir qu'ils avaient d'en revenir :
tous ſe plaignaient d'un poids, d'une douleur &
d'une chaleur vers la région précordiale, & principalement vers le creux de l'eſtomac. Le vomiſſement
d'une bile jaune prenait alors place, & était fréquemment réitéré. Les malades n'en éprouvaient
cependant aucun ſoulagement, & les rapports ne
ceſſaient point, quoique l'eſtomac fût complète-
ment évacué : ainſi le mouvement convulſif, en ſe
fixant à cette partie, produiſait ces rapports qui
n'étaient ſuivis d'aucune expulſion de matières par
en haut. La ſoif paraiſſait cependant en être augmentée, & l'on ne pouvait parvenir à l'étancher
par aucune eſpèce de boiſſon, car ſi-tôt qu'elles
étaient parvenues à l'eſtomac, elles en étoient auſſi-tôt
expulſées. La reſpiration s'opérait d'une manière
laborieuſe, & l'air qui ſortait alors dans l'expiration
paraiſſait très-chaud aux aſſiſtans. Quelques-uns ne
vomirent point & n'éprouvèrent preſque pas de
malaiſes à l'eſtomac, mais ils rendirent par haut
& par bas beaucoup de vents ſans aucunes ſelles :
ils étaient auſſi promptement pris de fortes, convulſions, & perdaient tout ſentiment ; ils rendaient
pendant ce temps beaucoup de matières noires qui

reſſemblaient à de la lie de café, & qui ſe coagu-
laient ordinairement en petites maſſes. Lorſque les
accès de convulſion diminuaient un peu , d'autres
ne tardaient point à paraître , & ils mouraient
ainſi en peu d'heures , ſans recouvrir leurs ſens.
Comme nous aurons occaſion par la ſuite, de nous
étendre davantage à ce ſujet , reprenons la deſcrip-
tions des ſymptômes généraux, que nous avions
interrompu. La peau, chez beaucoup de malades,
était d'abord sèche & paraiſſait très-chaude au
toucher ; elle reſtait quelques jours dans cet état
chez les uns, pendant que chez d'autres, des ſueurs
abondantes en découlaient de toutes parts , ſans
cependant que la fièvre parût perdre de ſa force.
Les urines étaient hautes en couleur , âcres & en
petite quantité. Quelques-uns ſe plaignaient de
ſtrangurie, ou d'une difficulté d'uriner, quoiqu'on
ne leur eût point appliqué de véſicatoire : ils s'a-
gitoient beaucoup malgré la fatigue & la laſſitude
dont il ſe plaignaient , & ils ne pouvaient dormir
à cauſe de la fièvre & des vomiſſemens qui les
accablaient. La langue paraiſſait peu chargée ,
quoique ſes bords fuſſent plus gonflés & plus rouges
qu'à l'ordinaire, & que le milieu, chez quelques-
uns, fût comme blanchâtre. Le ſang pris de la veine
à ce période, ne différait pas beaucoup de celui
qu'on aurait tiré en ſanté , principalement quand il
était chaud; mais lorſqu'il était refroidi , le caillot

était très-petit, relativement à la férosité; il était lâche & mou dans fa texture.

A mefure que la maladie avançait, plufieurs des fymptômes énoncés diminuaient, quelques - uns devenaient plus mauvais, & d'autres plus terribles furvenaient chez les uns plutôt, & plus tard chez d'autres; la langue s'épaifliffait, & de blanchâtre qu'elle était, elle prenait vers fon milieu une couleur jaunâtre ou brunâtre, particulièrement vers fa racine, ce qui pouvait peut-être provenir en partie de la bile qui était continuellement rejettée par en haut. Quoique la douleur de tête & du dos diminuât un peu chez ceux qui avaient quelques évacuations par les felles, cependant la faibleffe & l'obfcurciffement de la vue perfiftaient toujours, & fouvent la dureté de l'ouïe venait s'y joindre. Le vomiffement continuait, & la bile, qui avant était d'une couleur jaune & liquide, était rejettée également changée dans fa couleur & dans fa confiftance; elle était verte, brune, & enfin noire & coagulée en petites maffes. Les malades la rejettaient avec un fluide limpide, affez femblable à la falive, dans lequel flottaient ces concretions bilieufes. Ce fluide n'en recevait aucune couleur, & elles ne pouvaient en aucune manière s'y diffoudre; mais elles nageaient le plus communément à fa furface, ayant l'apparence d'une matière graiffeufe.

Le pouls n'était plus alors fi plein qu'auparavant,

mais il était plus prompt. Plusieurs se plaignaient d’une chaleur brûlante au creux de l’estomac, accompagnée d’une soif inextinguible : quelques-uns, pour trouver du soulagement à cette chaleur & à cet embrâsement, s’échappaient de leur lit & s’étendaient nuds sur le plancher. Beaucoup éprouvaient une douleur à la gorge & une difficulté d’avaler, qui communément se manifestaient par une rougeur au-dehors : ceux chez qui l’on apparcevait ce symptôme, mouraient subitement & plutôt qu’on ne l’aurait attendu de la présence des autres symptômes. Il survenait alors une diarrhée continuelle, avec tranchées, qui donnait lieu à l’évacuation d’une grande quantité de matières noires & putrides ; une certaine quantité de sang fluide sortait avec, mais elle paraissait venir des vaisseaux hémorrhoïdaux : quand cette diarrhée avait duré un peu de temps, elle était sujette à changer. Les malades rendaient alors continuellement un liquide assez semblable à la sérosité du sang, & avec sortaient des petites masses d’une matière noire, qui ressemblaient par la couleur, à la bile qu’ils avaient vomi auparavant ; elles flottaient de même dans le fluide avec lequel elles étaient rendues, & ne pouvaient pareillement s’y dissoudre. Quand ils rendaient leur urine, ce qui arrivait rarement, elle était haute en couleur. La peau était assez souvent moite, mais quelquefois elle était entièrement humide ; le visage devenait livide : quelques-uns crachaient du sang qui me paraissait venir des poumons, & d'autres n'avaient que des saignemens de nez, qui étaient petits & fréquens, sans aucun soulagement. Le délire se manifestait chez tous ceux-ci, mais plus particulièrement chez ceux qui avaient une peau sèche : les hoquets qui commençaient immédiatement après le vomissement, devenaient de plus en plus répétés; le pouls s'affaiblissait par degré, les soupirs survenaient, & la mort ne tardait point à les suivre.

Ceux qui survécurent au troisième ou au quatrième jour, étaient encore attaqués de nouveaux symptômes. La peau se couvrait alors de pétéchies ; elles commençaient à paraître vers les paupières & les poignets, & bientôt après sur toutes les autres parties du corps ; mais la poitrine en était particulièrement affectée : elles étaient le plus souvent d'un rouge fleuri, & quelquefois d'une couleur pourpre ou livide : elles paraissaient d'abord comme de petits points, & augmentaient graduellement, jusqu'à l'étendue d'environ une ligne ou une ligne & demie en diamètre : elles n'étaient point circulaires, mais irrégulières dans leur circonférence.

Plusieurs des malades étaient alors pris d'une affection comateuse qui dégénérait chez quelques-uns en sterteur, laquelle était entremêlée de soupirs chez d'autres & interrompue par des hoquets ; ils agitaient en même-temps leurs bras & grinçaient des dents. Quand on éveillait ceux qui étaient dans cet état, soit en criant fortement près d'eux, ou en les secouant, ils semblaient être singulièrement effrayés; ils prononçaient quelques mots disparates, & retombaient bientôt dans le même état; ils rendaient leurs selles sans s'en appercevoir. La langue était alors diminuée dans tous ses diamètres; elle paraissait comme retirée en en haut, & était sèche & noire : les malades ne pouvaient la porter au-dehors quand on la leur demandait à voir. Le hoquet devenait de plus en plus fréquent, & presque interrompu. Les vergetures ou *vibices* se manifestaient encore sur différentes parties du corps, mais plus communément sur celles qui avaient été froissées ou comprimées d'une manière quelconque; aussi les voyait-on plus souvent venir sur le côté ou le malade était appuyé : elles paraissaient précisément quelques minutes avant que la mort ne vînt mettre fin à une scène si terrible.

Ayant donné une description générale des symptômes, & exposé la manière dont ils se succédaient les uns aux autres, aussi brièvement qu'il est possible, il nous reste à faire quelques observations sur le délire, les pétéchies & autres apparences que nous n'aurions pu placer plutôt, sans interrompre le fil de leur succession.

En général, le délire était plutôt doux que violent.

Quand on demandait à quelques foldats comment ils fe trouvaient, ils répondaient qu'ils fe portaient très - bien & qu'ils étaient prêts à remplir leur devoir : ainfi l'on en voyait plufieurs s'habiller & demander à fortir de l'hôpital pour aller à leur demeure; & cependant ils ne pouvaient prononcer beaucoup de mots fans être interrompus par des hoquets : néanmoins on leur perfuadait aifément de refter à l'hopital jufqu'au jour d'après qu'il était rare de les voir vivre. Ayant rencontré un de ceux qui avaient eu ce délire accompagné d'une difficulté d'avaler & de larges taches rouges fur le côté gauche du col, lorfqu'il fe promenait dans un quartier de la ville, je lui demandai comment il fe trouvait ; il me répondit qu'il était en bonne fanté, à la douleur de gorge & au dévoiement près, qui le fatiguaient ; fa réponfe cependant était fouvent coupée par des hoquets. Ayant touché fon pouls, & l'ayant trouvé petit & prompt, je lui confeillai d'aller fe mettre au lit ; il obéit, & s'y jetta appuyé fur le vifage, fe débattant avec fes bras & fes jambes comme pour pouvoir y monter. L'appercevant de loin, je vins à fon fecours avec l'infirmier & quelques noirs ; & je trouvai, à mon grand étonnement, qu'il était déjà mort : fon vifage, le côté gauche de fon col, & le même côté de fon corps, paraiffaient bleu & noircirent bientôt après. Plufieurs de ceux qui étaient dans le délire, & qui avaient

en

en même-temps le dévoiement, fortaient néanmoins pour fe foulager, quelques heures même avant de mourir, pendant que d'autres, pris d'une affection comateufe, reftaient dans leurs lits.

Comme l'opinion des plus célèbres médecins eft fingulièrement variée, fur le fiège, l'apparition & les noms des pétéchies, je donnerai une defcription auffi précife qu'il me fera poffible de celles qui accompagnèrent la maladie actuelle, & je dirai enfuite quelque chofe des différens noms qu'on leur a donné. Elles paraiffaient d'abord comme de petits points, ainfi que je l'ai déjà dit ; elles devenaient plus larges enfuite, mais par degré ; elles avaient leur fiège dans la peau, & ne s'élevaient jamais, comme les éruptions, au-deffus de fa furface : elles étaient le plus fouvent d'un rouge fleuri, quand elles commençaient à paraître ; cependant elles étaient quelquefois pourpres & livides dès leur commencement. Il ne paraiffait rien de femblable aux pétéchies chez les noirs ; & quand même ils auraient été fujets à cette éruption, on n'aurait pu l'appercevoir à caufe de l'opacité de leur peau : on y découvrait cependant un certain changement de couleur qui tenait plus ou moins du brunâtre, & qui était plus facile à obferver qu'à décrire. Ce changement de couleur pouvait être en quelque façon comparé à la pâleur d'un Européen, quand il eft malade. On

C

pouvait facilement apperccvoir cette éruption ſur les mulâtres & ſur leurs deſcendans.

On donne différentes dénominations aux pétéchies ; tantôt on les appelle *punctula* , tantôt *lenticulæ* , & ſouvent on nomme la maladie dont elles conſtituent un des ſymptômes , *morbus pulicularis*. Le mot *petechia* n'eſt point latin , mais italien ; il ſignifie une petite vérole de couleur pourprée (1) : c'eſt pourquoi il ne paraît pas être un terme bien convenable à la maladie préſente. Je l'ai cependant préféré à d'autres qui paraiſſent auſſi impropres , parce qu'actuellement il eſt généralement reçu & employé, du moins en Angleterre, pour déſigner les taches dont je parle. On peut les appeller *punctula* quand elles paraiſſent d'abord ; mais comme bientôt elles s'étendent en plaques, ce nom ne leur convient plus enſuite. On ne ſçaurait les appeller avec plus de raiſon , *lenticulæ* , puiſqu'il eſt manifeſte , d'après les écrits de Celſe, que ce qu'il a ainſi appellé, ne ſont que de petits boutons ou des puſtules qui s'élèvent au-deſſus de la peau , & non point des taches. Il compare les écailles de la plus mauvaiſe eſpèce de dartre , à

---

(1) Petechiæ, petechialis febris , ſeu pulicularis, dicta eſt febris quâ cutis maculis pulicum morſui ſimilibus , variegatur , derivatur a voce italicâ *pettechio* ſignificante variolas purpureas. *Lexicon medicum , Steph. Blancardi.*

celle des *lenticulæ* (1). D'ailleurs le mot renferme en lui-même une idée d'étendue qui n'est point applicable aux pétéchies.

Quelques-uns ont appelé la maladie qui est accompagnée de pétéchie, la *maladie* ou *fièvre pulicaire*, parce qu'ils ont cru y trouver quelque ressemblance avec les morsures de puces : cela peut être ; mais cependant d'une manière conditionnelle. Une morsure de puce récente n'est pas tout-à-fait semblable à une pétéchie : on y apperçoit en effet, chez beaucoup de personnes, lorsqu'elle est nouvellement faite, une petite tumeur blanchâtre entourée de rouge, qui s'élève au-dessus de la peau. Cette rougeur a une piquure dans son milieu, qu'on ne peut appercevoir que quand on l'examine de près. Cette tumeur s'affaisse peu à peu & disparaît. Le second ou le troisième jour après, il paraît à sa place une petite tache jaunâtre ou brunâtre, qui imite assez une pétéchie. C'est ce qu'on voit fréquemment chez les pauvres : mais les pétéchies sont plus étendues qu'aucune des taches de ce genre que j'aie vu.

____

(1) Nam subalbidum est (scilicet impetigo) & recenti cicatrici simile, synamulasque habet pallidas quasdam subalbidas, quasdam lenticulæ similes, quibus demptis non numquam profluit sanguis. *Lib.* 5 , *cap.* 28 , *de Impetiginis speciebus.*

On pourra peut-être objecter que les pétéchies dont nous parlons étaient occafionnées par des morfures de puces : mais la réponfe fe préfente pour ainfi dire d'elle-même. A peine peut-on trouver des puces au Sénégal pendant la faifon des pluies que dura la maladie, quoiqu'elles exiftent en fi grand nombre pendant la féchereffe, que le fol fablonneux en eft pour ainfi dire tout couvert en quelques endroits ; mais elles difparaiffent fitôt que les pluies viennent à tomber. Il paraît néanmoins dans ce temps, un genre d'infectes appelés moskites dans les pays chauds, qui font un fléau pour ceux qui fe portent bien, comme pour ceux qui font malades. Leurs morfures ne peuvent cependant être fufpectées en aucune manière, comme la caufe des pétéchies, puifqu'elles n'ont pas la moindre reffemblance avec elles. Pour preuves que les pétéchies n'étaient point la fuite des piquures des moskites, ou d'autres infectes aîlés, on peut obferver qu'elles paraiffaient fréquemment fur le corps des perfonnes riches, dont les lits étaient entourés de rideaux de gaze, qui les mettaient à l'abri de ces infectes. Quoi qu'il en foit, je penfe qu'il n'eft pas fort difficile pour un médecin qui a un peu d'expérience, de difcerner fi les caufes des pétéchies font internes ou externes ; & je penfe qu'il eft encore plus aifé de les diftinguer de l'éruption qui a lieu dans la fièvre miliaire, avec laquelle il femble qu'on les a quelquefois confondus (1).

Les légers faignemens de nez qui furvenaient à plufieurs malades ne leur apportaient point de foulagement ; mais ceux qui étaient abondans & répétés produifaient toujours de bons effets. Ces derniers n'ayant eu lieu que chez deux malades feulement, & ayant paru être la caufe qui a le plus contribué à leur rétabliffement, j'en rapporterai l'hiftoire. Le premier était un foldat d'un forte conftitution ; il fut pris de la maladie avant midi, en la manière accoutumée : la fièvre était confidérable l'après-dînée : il fe plaignait d'un grand mal de tête. Le même foir, il faigna abondamment du nez, après quoi la fièvre diminua, & les fymptômes qui l'accompagnaient devinrent plus doux. Il avait paffé une affez bonne nuit, ainfi qu'il le dit le matin d'enfuite ; mais fon mal de tête étaic revenu, & il fe fentait en général dans un plus mauvais état. Il avait beaucoup plus de fièvre, & de temps en temps des envies de vomir qui étaient encore fuivies, l'après-midi, d'une hémorrhagie du nez & de la diminution de la fièvre. Les hémorrhagies du nez & la fièvre fe fuivaient tous les jours alternativement de cette manière, & di-

----

(1) Voyez la réponfe de Pringle, au profeffeur de Haen.

minuaient graduellement jufqu'au cinq ou fixième jour qu'elles cefsèrent entièrement ; & le malade, bientôt après , fe trouva aflez bien pour quitter l'hôpital.

Le fecond malade chez qui la convalefcence parut être due à une abondante hémorrhagie du nez, eft la fuivante. Une perfonne de confidération, dont la maladie avait été très-grave, mais qui en était alors comme rétablie , retomba d'une manière prompte. Elle fe plaignit d'une douleur de tête infupportable, qui bientôt était fuivie de faignement du nez. Je regardai ce figne comme bon ; & j'efpérai dès-lors qu'il foulagerait la tête : néanmoins , il continua toujours ; le fang ne venait point par gouttes, mais il coulait en petits filets. Le malade, étonné de ce fymptôme, & craignant qu'il ne lui causât la mort, demanda qu'on le lui arrêtât ; car il n'était nullement dans le délire. M. Bishopp , chirurgien major de ce département, qu'on avait envoyé, entra juftement alors , & voyant la quantité de fang que le malade avait déjà perdu , il craignit qu'il ne furvînt une trop grande faibleffe, qui pût être caufe de fa mort, fi le fang continuait à couler plus long - temps en pareille quantité. Je fus de la même opinion, & nous crûmes qu'il était convenable alors d'ouvrir une des veines du bras pour détourner l'impétuofité du fang de la tête (1). On lui tira donc, à ce deffein, environ fix onces de fang du bras; mais fans aucun bon effet. On lui appliqua fur le col & les tempes, des linges trempés dans de l'eau froide & du vinaigre. On lui introduifit dans les narines des bourdonnets de charpie, trempés dans une folution ftyptique; on lui mit les pieds dans l'eau chaude; mais le tout en vain. Le fang continuait toujours à couler en petits filets : le pouls devenait faible : le malade s'évanouiffait, & le faignement ceffait auffi-tôt : mais dès qu'il revenait à lui, le fang recommençait à couler, & une feconde défaillance furvenait. L'hémorrhagie cependant ceffa enfin; mais, était-ce par l'effet de l'application répétée des ftyptiques aux narines, ou par l'effort de la nature? C'eft fur quoi je ne puis prononcer. Le malade épuifé tomba dans un profond fommeil; la fièvre ne revint plus, & il reprit peu à peu fes forces par l'ufage du quinquina, uni au vin du Rhin.

En réfléchiffant fur les fymptômes effrayans qui accompagnaient la maladie dans l'ordre que je les

---

(1) Avertitur quoque interdùm fanguis ubi aliâ parte prorumpens, aliâ emittitur. Definit enim fluere quà volumus, indè objeƈtis quas prohibebant, alio dato itinere. *Celfus, lib. 2, cap. 10.*

C iv

ait raoporté, il paraîtra prefque impoffible qu'aucun
des malades en eût pu réchapper. Mais il faut obferver que tous ces fymptômes n'avaient pas lieu
dans chaque individu ; & que ceux qui paraiffaient
n'étaient pas toujours auffi févères chez tous ; c'eft
pour cette raifon que plufieurs des malades leur ré-
fiftèrent. Cependant ils étaient faibles, amaigris,
& ils reftaient fi long-temps dans cet état de débilité, qu'ils étaient fouvent fujets à des rechûtes.
Ils crachaient, dès que la fièvre les quittait, une
mucofité noire qui fe détachait d'elle-même de la
langue & de la gorge, & enfuite plus ou moins
d'un fang liquide qui femblait provenir des gen-
cives, de la racine de la langue & de la gorge.
Comme ils ne crachaient point pendant le fommeil
de la nuit, le fang qu'ils rendaient en s'éveillant
le matin était ordinairement coagulé en morceau ;
mais le jour, il était le plus fouvent liquide. Les
pétéchies devenaient par degrés, de plus en plus
pâles, jufqu'à ce qu'elles fuffent entièrement dif-
parues : elles paraiffaient quelquefois fe fécher dans
tout leur contour, dès qu'elles commençaient à fe
manifefter, & peut-être une quinzaine de jours
après que la fièvre les avait quitté. La plupart des
convalefcens avaient une liberté de ventre pendant
quelque temps, dont plufieurs fe trouvèrent mieux
peu à peu, mais qui devenait d'un plus mauvais
caractère chez d'autres, malgré les foins qu'on ap-

portait fur le régime & les remèdes qu'on leur prefcrivait. La fièvre revenait alors; les felles étaient plus fréquentes ; elles étaient noires , fanguino-lentes, & accompagnées de tranchées & de té-nefmes. Plufieurs fe plaignaient d'une douleur à l'hypochondre droit , qui était dur & tuméfié. Les pétéchies revenaient , d'autres fymptômes de pu-tridité reparaiffaient, & la mort n'était point lente à paraître.

La douleur & la dureté de l'hypochondre droit étaient occafionnées le plus fouvent par la forma-tion d'un abcès au foie : mais la plus grande partie des malades mouraient avant qu'il n'y eût aucune matière de formée, ou du moins avant qu'il ne parût aucune tumeur à l'extérieur , dont l'ondu-lation convenable eût pu indiquer l'ouverture. Il y avait cependant lieu de croire qu'il s'y était formé de la matière avant la mort; mais il était probable qu'elle était fi profondément fituée, qu'au lieu de faillir fur la convexité du foie , elle pointait vers la concavité , ou peut-être qu'elle fe déchargait dans la cavité du bas ventre. Il s'éleva dans un cas, fur la région du foie, une tumeur dont l'onéula-tion vint par degré ; on l'ouvrit, mais ce fut fans fuccès.

La perfonne était un foldat d'environ vingt-cinq ans. Quelque temps avant, lorfqu'il était affecté de la maladie , il était travaillé, entre autres mau-

vais fymptômes, d'un hoquet (1) opiniâtre & continuel, qui, ceffant par degré, le laiffa en meilleur
état : j'avais d'après cela de grandes efpérances fur
fon rétabliffement ; mais j'en fus entièrement fruf-
tré : la diffenterie le prit infenfiblement ; la fièvre
revint, & il fe plaignit d'une grande douleur au
côté droit, vers la région du foie. Les felles devinrent bientôt fanguinolentes ; le hoquet revint,
& il commença à paraître une tumeur précifément
au deffous des fauffes côtes du côté droit, qui fai-
foit fouffrir le malade quand on la preffait ou qu'on
la maniait, fans aucune inflammation extérieure
des tégumens. On appliqua, au lieu d'emplâtres
gommeux & mercuriels, dont on avait fait ufage
avant, des cataplafmes qui la firent parvenir au
volume d'un œuf de poule. J'apperçus alors l'exiftence de la matière qui était encore profondément
cachée ; j'en fis l'ouverture avec une lancette à abcès.
Il en fortit environ une pinte qui n'était point d'une
couleur uniforme, mais dont une partie était noire
comme du fang coagulé, & l'autre à moitié jaune
& vifqueufe (2). Elle exhalait une odeur fi putride,

---

(1) L'opinion de Celfe mérite de trouver place ici : *Ei
Frequens fingultus & præter confuetudinem continuans jecur
inflammatum effe fignificat.* Lib. 2 , cap. 7.

(1) Ex jecinore, fi pus cruentum exit, mortiferum eft. *Celfus,
lib. 2 , cap 8.*

que ni moi , ni l'infirmier qui m'accompagnait ,
ne purent y réfifter ; nous fûmes obligés de nous
retirer à une certaine diftance , & d'abandonner le
malade à lui-même jufqu'à ce que la première
exhalaifon fe fût diffipée dans l'air. Ceux des malades du voifinage , qui pouvoient fe mouvoir ,
quittèrent leur lit & s'éloignèrent. Je dilatai après
l'ouverture , & je l'étendis d'environ un pouce en
longueur ; j'y introduifis une fonde , & je trouvai
une large cavité avec un profond finus dans le foie.
Le flux de ventre affaibliffait , émaciait & tourmen-
tait tellement le malade, pendant ce temps , qu'il
était continuellement à me demander une potion
qui puiffe lui calmer pour un temps la douleur &
le flux qui le minaient. Cette douleur cependant
était diminuée depuis l'ouverture de la tumeur. On
injectait l'ulcère avec de l'eau d'orge, du miel & une
teinture de mirrhe ; le flux devint moindre , & il
fe fentit un peu mieux. Cependant , peu après ,
l'ulcère prit une mauvaife apparence , fes bords
devinrent livides & noirs ; quand on en preffait la
circonférence , elle rendait une matière noire,
putride & coagulée , mêlée d'une fanie jaunâtre.
Le flux prit un plus mauvais caractère , les matières
rendues préfentaient les mêmes apparences que celle
qui fortait par la plaie , tellement que je fus induit
à croire qu'il y avait une communication de l'abcès
avec l'eftomac ou les inteftins. Il parut des pétéchies

ſur la peau; toutes les parties de l'abdomen paraiſſaient être dans un état de putridité, & le malade
mourut.

Je penſe qu'il eſt bon encore de rapporter un
autre exemple d'abcès formés aux bras ou aux jambes
d'un malade qui parut avoir échappé au danger de
la mort, parce qu'il fut le ſeul de cette eſpèce, que
j'eus occaſion de voir. Le malade était un tambour
d'environ ſeize ans, qui était couvert de pétéchies
pendant la maladie à laquelle peu s'en fallut qu'il
ne ſuccombât. La fièvre l'avait quitté, & il ſemblait
être dans un état de convaleſcence, lorſqu'il ſe
plaignit d'une douleur aux jambes, ſur leſquelles
il ne pouvait alors ſe ſoutenir. Il y parut un gonflement peu de jours après, non ſans une fièvre &
une inflammation aſſez conſidérable : on y appliqua
tour-à-tour des fomentations & des cataplaſmes.
Le gonflement augmenta plus particulièrement à une
jambe, & quelques taches livides en décolorèrent
la peau. Je ſentis une matière flottante dans toute
ſa longueur, qui pointait quelques pouces au-deſſus
de la malléole interne; j'en fis l'ouverture avec
une lancette, & j'évacuai environ deux pintes d'un
bon pus, en en laiſſant autant dans l'intention de
l'évacuer graduellement : mais le malade devint
plus mal bientôt après; la fièvre était augmentée,
quoiqu'il eût pris beaucoup de quinquina avant,
& que même il en prît encore actuellement. Il était

affaibli par une diarrhée opiniâtre, accompagnée d'une ſoif inextinguible. Les ſelles étaient claires & paraiſſaient limpides comme de la bile. Il perdit l'uſage de ſes membres, & mourut le ſixième jour de l'ouverture de l'abcès. On obſervait un ſemblable gonflement à l'autre jambe, mais il n'y avait qu'une légère inflammation, & la matière ne pointait nulle part près de la peau ; auſſi ne l'ouvrit-on point par cette raiſon, & parce que le malade tourna plus mal après la première ouverture. Il avait encore une tumeur hémiſphérique, de deux pouces environ de diamètre, ſur chaque bras, au-deſſous de l'inſertion du deltoïde. Ces tumeurs étaient formées par la peau qui s'était détachée elle-même des muſcles, & qui s'élevait, ſous cette forme, au-deſſus de la ſurface du bras ; elles étaient molles & contenaient une matière fluide, mais elles n'étaient accompagnées d'aucune inflammation ou altération dans la couleur naturelle de la peau. On n'en ouvrit aucune.

Comme ce cas s'éloigne de la route ordinaire que ſuivait la maladie, c'eſt la raiſon qui me l'a fait rapporter. C'eſt pourquoi, en reprenant le fil de ma narration, je ferai encore quelques remarques générales.

Le petit nombre qui échappa à cette maladie, & qui ſe rétablirent du dévoiement auquel ils furent ſujets quelque temps après, reſtaient long-temps faibles & fujets aux rechûtes de la même maladie, dont la plupart mouraient alors ; ils ne périſſaient pas néanmoins d'une manière auſſi prompte que ceux qui mouraient de la première attaque, ils mouraient rarement avant le onzième jour, & quelques-uns pas avant le quatorzième : les fymptômes n'étaient point pareillement auſſi violens. Ils étaient généralement dans un état comateux & tous couverts de pétéchies ; ils n'étaient point confidérablement tourmentés de vomiſſemens ni de hoquets, mais ils avaient des felles noires & fétides, qu'ils rendaient involontairement quelques jours avant que de mourir.

Il était difficile d'établir la diagnoſtic de la maladie, de manière à pouvoir aſſurer avec exactitude, l'eſpèce à laquelle elle appartenait. On ne pouvait la diſtinguer dès le commencement, de la fièvre qu'on appelle *bilieuſe*, ou de celle qu'on connaît fous le nom de *fièvre jaune*, ſi ce n'était par la févérité de fes fymptômes : en effet, les fymptômes de ces dernières font les mêmes, mais cependant plus doux. Je fuis donc perfuadé que cette maladie ne diffère de ces fièvres qu'en malignité, & que celles-ci proviennent des mêmes caufes, mais beaucoup moins nuiſibles à proportion. Il n'eſt cependant point ſi difficile de l'en diſtinguer dans fes progrès. La fièvre bilieufe, en effet, a généralement des intermiſſions, & la fièvre jaune, quelques légères rémissions. Il arrive quelquefois cependant que la première de ces fièvres continue dans les pays chauds, jusqu'au troisième jour, avant d'avoir des intermittences, (1) & que l'autre a à peine quelques rémissions les premiers jours. Je pense encore que la fièvre bilieuse est quelquefois contagieuse ; mais j'ai toujours observé que la fièvre jaune l'était encore plus. L'évacuation de bile, par haut & par bas, est presque le seul symptôme qui différencie notre maladie de la fièvre jaune : les pétéchies, les hémorrhagies & quelques autres symptômes qui n'accompagnent point la fièvre bilieuse, sont communs dans la fièvre jaune ; mais il est d'observation que les pétéchies y sont moins nombreuses que dans notre maladie, & qu'elles sont d'autant moindres que la peau est plus jaune. La lividité de la peau, dans la maladie actuelle, est encore un caractère qui la différencie de la fièvre jaune. Quelques Médecins m'ont dit que la fièvre jaune était toujours accompagnée de vomissement d'une bile noire ; mais pendant quatre ans que j'ai demeuré au Sénégal, & que j'ai eu occasion

---

(1) Febris biliosa rarius quidem apud nos ad eumdem gradum accedit ut inter continentes referri mereatur; in calidioribus vèro regionibus gravior est sæpiùs cum rejectione bilis per vomitum & alvum gravissima symptomata producit. *Ludwig Institutiones Medicinæ clinicæ, part. 1, cap. 1, sect.* 3, §. 248.

de voir des maladies de ce genre, je n'ai jamais obfervé la vérité de leur affertion. Je ne la récufe cependant point, vue la grande affinité que je penfe y avoir entre la fièvre jaune & celle que je décris: l'une & l'autre ne diffèrent feulement qu'en mali-gnité, ainfi que je l'ai déjà dit. Il était plus aifé d'éta-blir un diagnoftic quand la maladie féviffait quelques temps. Quand, en effet, on voyait un homme fort & vigoureux qui avait vu quelques malades, ou qui les avait foigné, être fubitement pris des mêmes fymptômes, il était facile de conjecturer qu'il avait reçu la maladie par contagion. Il était probable d'après cela que tous ceux qui étaient attaqués de la même manière, pouvaient avoir la même maladie, & que conféquemment elle était contagieufe.

Le prognoftic n'était pas plus aifé à former que le diagnoftic : on ne pouvait prédire, dès le premier abord, l'iffue que la maladie pouvait prendre ; ainfi l'on ne pouvait alors s'attendre ou à la vie ou à la mort, fi ce n'eft d'après la douceur ou la févérité des fymptômes. Une légère diarrhée, ac-compagnée de la ceffation du vomiffement, du hoquet & de la diminution des autres fymptômes, & fuivie d'une fueur douce & générale, donnait les meilleures efpérances de rétabliffement : le vo-miffement d'une bile noire était le figne certain d'une mort qui ne devait point tarder à paraître. Il n'en revint pas un, autant que je puis m'en

rappeller,

rappeller, de ceux qui avaient ce symptôme ; & je ne doute point qu'une semblable évacuation par les selles ne fût un signe aussi mortel ; cependant comme elle était toujours précédée de vomissement, & que jamais elle n'arrivait seule , je ne puis positivement l'assurer. J'en ai vu néanmoins assez pour être entièrement convaincu de la vérité de ce qu'Hipocrate (1) & Celse (2) disent à cette occasion. L'inflammation des yeux , la faiblesse & l'obscurcissement de la vue , la difficulté d'avaler , étaient encore regardés comme autant de mauvais signes. Le peu de malades sur lesquels on observoit le dernier symptôme, n'y survécurent pas long-temps , quoique les autres ne parussent point être trop mauvais. Les pétéchies n'étaient point d'une grande conséquence dans la formation du pronostic. Je les ai vu d'une couleur rouge & fleurie , qu'elles avaient lorsqu'elles commençaient à paraître , devenir pâles & même livides, & cependant les malades en revenaient.

Ayant donné une description des symptômes de la maladie, dans l'ordre où ils se succédaient, ainsi

---

(1) Morbis quibusvis incipientibus , si bilis atra sursùm vel deorsùm prodierit, lethale. *Hipocrat. Aph.* 22 , *Sect.* 4.

(2) Is acuto morbo facile consumitur cui protinùs recenti morbo bilis atra vel infrà vel suprà se ostendit. *Celf. Lib.* 2. *Cap. VI.*

D

que le détail des rechûtes auxquelles les malades étaient fujets ; & ayant expofé ce qui arrivait à ceux qui fe rétabliffaient, pendant le premier temps de leur convalefcence, fans oublier de conftater juf-qu'où s'étendait la poffibilité d'établir le diagnoftic & le prognoftic, je penfe qu'il convient actuellement d'examiner à quel genre de fièvre on doit rapporter la maladie actuelle.

La définition fuivante, que le favant D. Culler donne du *fynochus*, dans fon *Synopfis nofologiæ methodica*, me paraît lui être très-applicable. Le *fynochus*, dit-il, eft une maladie contagieufe, une fièvre compofée de la *fynocha* & du *typhus*; elle eft *fynocha* dans fon commencement, & elle devient *typhus* (1) dans fes progrès & vers fa fin.

Le fynochus étant un compofé de ces deux maladies, je joindrai ici leurs définitions particulières, prifes du même Auteur, pour que le Lecteur puiffe plus facilement porter fon jugement fur la maladie préfente. Les fignes diagnoftics du fynocha font : une augmentation de chaleur, un pouls fréquent, fort & dur; des urines rouges & un léger dérangement dans les fonctions du cerveau (2).

---

(1) Synochus morbus eft contagiofus ; febris ex fynocha & typho compofita, initio fynocha, progreffu & verfus finem ty-phus. *Loc. cit.*

(2) Calor plurimùm auctus, pulfus frequens, validus & durus, urina rubra, fenforii fructionesp arùm turbatæ. *Loc cit.*

L'augmentation de chaleur n'eſt point conſidérable dans le typhus ; le pouls eſt petit, faible & fréquent, les fonctions du cerveau ſont très-dérangées, & les forces ſingulièrement diminuées (1).

Or, la maladie dont je parle était généralement de ce caractère : elle était un *ſynochus* dans le commencement, mais ſouvent elle dégénérait en *typhus*. Le pouls, pendant les trois premiers jours, était, chez preſque tous les malades, ſenſiblement plein, quoique le plus ſouvent mou ; il était cependant dur chez pluſieurs, & particulièrement chez ceux qui avaient une inflammation aux yeux, ou qui préſentaient les ſymptômes de péripneumonies. Il eſt à obſerver que ceux des malades qui avaient un pouls plein & mou, avaient été amaigris & affaiblis auparavant par un trop long ſéjour dans le pays. Ceux qui étaient robuſtes & vigoureux, & qui n'avaient point été énervés dès le commencement, avaient en général un pouls plein & dur, conjointement avec quelques ſymptômes inflammatoires ; auſſi le regardai-je comme le pouls véritable & caractériſtique de la maladie dans ſon commencement. En effet, quoique le pouls mou fût le plus ordinaire, il était cependant trop plein pour

---

(1) Morbus contagioſus, calor parùm auctus, pulſus parvus, debilis, plerùmque frequens, ſenſorii fructiones plurimùm turbata, vires multùm imminutæ.

appartenir au typhus: en outre, la plupart des autres
fignes du *fynocha*, fi l'on en excepte quelques-uns,
correfpondaient à ceux qu'on obfervait au commencement de la maladie.

Ces exceptions néanmoins, qui confiftaient, chez
quelques malades, dans une différence des fymptômes généraux qu'occafionnait la conftitution indi-
viduelle des fujets, apportaient une grande difficulté
pour établir le véritable genre de cette maladie. Mais
les mettant à part, comme ayant lieu dans la plus
grande partie des fièvres continues , on peut
dire, en général, que les fignes diagnoftics de la
fynocha, pouvaient s'appliquer à notre maladie,
depuis fon commencement jufqu'au troifième jour,
le pouls étant plein & fréquent , & ne devenant
petit & faible, que quelques heures avant la mort;
mais que chez ceux qui furvivaient au troifième
jour, les fignes du typhus, favoir, un pouls petit
& faible, les défaillances & le délire, prenaient
alors place. Je ne doute donc point , après une
mûre délibération fur ce que j'ai dit, que chacun
ne foit de mon opinion, & héfite à ranger la maladie dans le genre du *fynochus*, felon la définition
ci-deffus donnée.

On a coutume d'ajouter quelque épithète au nom
générique des maladies, pour diftinguer leurs efpèces
particulières des autres qui appartiennent au même
genre : ainfi on forme quelquefois des épithètes,

en joignant au nom du genre, le nom du lieu où la maladie féviffait, ou la faifon de l'année pendant laquelle elle fe manifeftait; mais on les doit prendre plus fréquemment & plus convenablement à mon avis, de quelques fymptômes éminens ou funeftes. D'après cela, il n'y a point de fymptômes qui puiffent mieux indiquer l'efpèce de notre maladie, que la bile noire que les malades rendaient par haut & par bas. Je ferai donc juftifié fi je joins, au nom générique, un autre qui exprime ce fymptôme particulier : ainfi je pourrai donc l'appeller *fynochus atrabilieux*.

Comme on pourrait attendre de moi que je touche quelque chofe des caufes prédifpofantes ou éloignées de la maladie, je vais tâcher d'y fatisfaire, non fans cependant me défier du fuccès. Il eft difficile de fixer ces caufes, comme on l'a toujours dit dans la Pathologie, parce qu'elles font fujettes à nombre d'erreurs : elles font fouvent fi peu fenfibles, ou fi cachées, qu'à peine on les peut trouver; & pour la plupart auffi, elles font douteufes & conjecturales (1). Cependant, comme je penfe que celles qui me parurent être prédifpofantes, étaient affez manifeftes, & qu'elles étaient principalement occa-

---

(1) Nec enim datum mortalibus aut fuam aut rerum inter quas verfantur, naturam penitus comprehendere. *Inft. Path. Med. Gaubii. De difciplinâ medicâ.*

fionnées par la chaleur du temps, par l'ufage conftant d'une nourriture animale , fans aucun mélange de végétaux frais , & par la qualité faumâtre des eaux, je les établirai comme caufes éloignées de cette maladie.

Nous devons actuellement revenir à ce que j'ai dit dans les remarques que j'ai eu occafion de faire fur la différence de faifon qui règne au Sénégal ; favoir , que le vent, pendant les mois de mai & de juin qui précèdent la faifon pluvieufe , eft toujours nord ou au moins entre le nord & le nord-oueft. On appelle ce vent, quand il vient de la mer , la *brife*, & il eft regardé ici comme le plus fain de tous les vents : mais il eft à remarquer qu'il ne pénètre point au-delà de fix ou fept milles dans l'intérieur du pays , quoiqu'il foit très-frais au Sénégal , qui n'eft féparé de la mer que par une petite langue de terre. Le ciel eft alors très-clair, l'air fec , & les rayons du foleil n'étant interrompus par aucun nuage , excitent une chaleur confidérable. Le mercure, dans le thermomètre de Farhenheit, s'élève alors fouvent à 90' & au-deffus , mais comme il ne defcend feulement que quelques jours à 82' , je prendrai le 86' pour milieu entre 82 & 90. Ce degré fera d'après la vérification qui en a été faite, celui de la chaleur conftante & ordinaire de ce temps (1) , fur la fin de

---

(1) Au commencement de 1775 , à mon arrivée au Sé-

Juin & des deux mois ſuivans : le ſoleil revenant alors

---

négal, je tins un Journal météorologique ; l'ayant continué pendant quelques mois, je le négligeai enſuite. Je ne cru pas qu'il fût néceſſaire de faire quelques obſervations ſur le temps, pendant les mois qui précédèrent cette fatale maladie, n'ayant rien obſervé qui en méritât la peine, excepté la chaleur qui était plus conſidérable qu'elle ne l'avait été les autres années, vers cette ſaiſon ; mais quand cette maladie, dont je n'avais point encore vu de pareille avant, commença à paraître, j'en recommençai un que je regrettai alors d'avoir interrompu. Quoique je n'aye point tenu de Journal auparavant, je n'ai cependant point paſſé un jour ſans regarder le thermomètre, & particulièrement lorſqu'il faiſait fort chaud ; néanmoins je n'ai jamais trouvé que la chaleur excédât le 90' du thermomètre de Farhenheit. Cette chaleur ne doit point paraître extraordinaire pour le lieu, car on a toujours cru qu'elle excédait ce degré. Selon un expoſé de la chaleur & du froid extrême qui règne dans les différentes parties du globe, inféré dans un livre Allemand, qui traite des premiers principes de l'hiſtoire naturelle, dont le profeſſeur Eixleben eſt auteur, on dit que la chaleur au Sénégal, a été, le 12 avril 1738, à 108' & demi du thermomètre de Farhenheit. J'avouerai que, quoique je ne diſpute point l'autorité du fait, je ſuis porté à croire que cette différence étonnante d'avec mes obſervations, dépend de la manière dont a été placé le thermomètre, ou de ſon imperfection : de plus, quand je vois que le thermomètre de Farhenheit monta à 112' dans la ſuite, pendant un vent de ſud, ſelon le rapport de M. Brydone, dans ſon voyage de Sicile & de Malte, je ſuis preſque tenté de regarder

D iv

du tropique du cancer, & avançant vers l'équateur, lance une feconde fois fes rayons prefque verticalement. Les Naturels regardent comme très-dangereux de s'y expofer vers le midi ; ils ont foin d'avertir les Européens nouvellement arrivés, de les éviter. Une pareille expofition, en effet, produit quelquefois une apoplexie fubite, qui bientôt eft fuivie d'une mort inévitable. Quand cette maladie n'a point lieu, il en réfulte toujours des fièvres que les Français appellent *coup de foleil*, &

---

le Sénégal comme un pays auffi tempéré. J'obferverai cependant qu'une chaleur de 90' ou environ, en continuant plufieurs jours, & diminuant feulement de trois ou quatre degrés pendant la nuit, doit paraître bien infupportable, & qu'il n'y a aucun doute qu'elle ne puiffe produire de mauvais effets fur le corps. Je ne pouvais jamais dormir convenablement, quand la chaleur était de 85' & plus, pendant la nuit ; & quoique les fenêtres de ma chambre fuffent ouvertes, cependant j'étais obligé, quand le temps était calme, de quitter ma chemife, & d'être nu dans mon lit, qui n'était entouré que d'un moufticaire très-clair, pour me préferver des infeMtes ailés. Une chaleur de 93' excède de 10' celle des jours les plus chauds en Angleterre. Autant que je puis m'en reffouvenir, en effet, le 83' eft le point le plus haut où la chaleur monta dans cette île. Ceux qui ont obfervé la différence que l'augmentation d'un feul degré de chaleur produit fur les corps, lorfqu'elle eft au-deffus de 80', ne regarderont pas comme de peu de conféquence, la différence produite par dix degrés au-deffus des jours les plus chauds en Angleterre.

les Anglais *sun-strokes*, lesquelles font le plus souvent périr les malades le second ou le troisième jour.

Quoiqu'on ne puisse appeller cette saison malsaine, en considérant le climat où elle a lieu, cependant elle affecte le corps d'une manière si sensible, qu'elle y produit une disposition à un état maladif. L'air sec & chaud, non-seulement augmente la circulation, mais encore il rarifie le sang & les autres fluides du corps, à un très-haut degré; en conséquence de cette raréfaction, les vaisseaux qui les contiennent étant trop dilatés, font sujets au relâchement. De plus, la chaleur de l'air, au lieu d'une douce perspiration, produit des sueurs considérables, qui paraissent même quand le corps reste absolument tranquille, & qui deviennent encore plus abondantes, au moindre mouvement. L'expérience nous a enseigné que des sueurs abondantes & long-temps continuées, font aussi nuisibles qu'une douce prespiration est utile à la constitution : elles privent le sang d'une de ses parties constitutives, nécessaire à la nourriture du corps, d'où résulte non-seulement l'affaiblissement de celui-ci, mais une discrâse notable du sang. Une grande quantité de sérosité, ne sauroit en effet s'exhaler ainsi, qu'elle ne laisse un sang plus âcre, & qui contienne une plus grande quantité de sel, dans un état de plus grande concentration (1). Je

____

(1) Neuter (circuitus nempè humorum naturæ modum

ne nierai cependant point ici que la fueur n'emporte avec elle quelques fubftances falines qui fe manifeftent affez au goût, mais cette portion eft bien peu de chofe, eu égard à l'immenfe quantité de fueurs qui fortent au-dehors, & à la grande quantité qui refte au-dedans du corps, & dont l'âcreté des urines, auffi bien que la foif continuelle, prouvent l'exiftence & l'abondance.

On pourroit croire que le fang, privé de fa partie la plus tenue, doit être épaiffi, mais il arrive pour l'ordinaire, précifément le contraire : peut-être cela provient-il de la portion reftante du ferum, qui agit, par fon âcrimonie, fur la portion vifqueufe du fang, & la diffout en quelque manière ; de cette diffolution, réfulte un fang beaucoup plus tenu qu'il ne doit être.

Il eft encore à obferver que, ni les fluides néceffaires à la nutrition du corps, ni la férofité douce qui s'exhale par les fueurs, ne peuvent aifément être remplacés par de bonnes nourritures, ni par une boiffon convenable, parce que les mêmes caufes qui produifent les fueurs extraordinaires, produifent auffi un relâchement dans les folides. Les puiffances qui fervent à la digeftion & à la chilification, doivent

---

excedens & calor immoderatior) diu tolerabilis, quia aqua avolat, & mite oleum cum fale acrefcit. *Inft. Pathol. Med. Gaubii. De acritatibus morbofis.*

être, pour cette raison, peu propres à préparer un chyle qui puisse remédier au mal (1). Je pense qu'un pareil chyle vicié, ne peut qu'inficier le sang de plus en plus, tant que les mêmes causes subsisteront; je veux parler de la chaleur qui excite les sueurs & le relâchement des solides.

La garnison ne vit, pendant toute l'année, que de nourritures principalement animales, & particulièrement de bœuf frais, que les Maures fournissent. Quand on ne peut se procurer des viandes fraîches, on distribue en place du cochon ou du bœuf. C'est ce qui arrive quelquefois, quand il y a des disputes entre le gouverneur de l'île & les habitans des pays voisins ; ou pendant les mois de chaleur & de sécheresse, qui précèdent la saison des pluies ; le bétail, faute de pâture, étant alors si maigre & si mauvais, qu'à peine on peut le manger. La fleur de farine qu'on nous envoye d'Angleterre pour faire du pain, se moisit souvent, quand on l'a conservé quelque temps au grenier; les végétaux frais & verds, de toutes espèces, manquent alors, à cause de la sécheresse du sol. On a du poisson en grande abondance, & comme la rivière & la côte du Sénégal en sont fournies, les Européens en mangent

---

(1) Les sueurs extraordinaires & le relâchement des solides, paraissent être les principales causes pourquoi les Européens deviennent maigres, pour la plupart, dans ces pays chauds.

ſouvent, **pour** varier leurs nourritures. Ils ſont le
principal aliment des habitans, qui, toute l'année,
en aſſaiſonnent & préparent leurs différens mets.

L'opinion de pluſieurs, ainſi que la mienne, eſt
que le poiſſon dont on fait uſage pour toute nourriture, prédiſpoſe ſingulièrement le corps aux maladies putrides, à moins qu'une ſuffiſante quantité
d'acides pris en même - temps intérieurement, ne
corrige cette diſpoſition à la putreſcence. C'eſt ce
que les habitans du Sénégal ſemblent connaître
d'après l'expérience. Ils font uſage de beaucoup de
lait de beurre entre leurs repas, &, quoiqu'il ſoit
très-cher, & beaucoup plus cher que le lait frais,
ils le croyent ſi néceſſaire à leur ſanté, qu'ils pré-
féreraient être privés d'autres choſes néceſſaires à la
vie, que de l'être de cette boiſſon (1). Les Maures
qui, vers le nord de la rivière, préparent & achètent
le lait de beurre, en font un grand uſage, & on
peut dire qu'il eſt un des principaux articles de leurs
nourritures ; c'eſt pour cette raiſon qu'il eſt ſi cher

---

(1) Toutes nourritures animales, telles que celles que four-
niſſent lespoiſſons, ſi l'on ne leur ajoute point de correctifs,
excitent la tendance à la putréfaction, chez ceux qui en font
uſage. Les acides conviennent beaucoup avec de pareils alimens ; & delà la néceſſité de faire uſage du lait de beurre, là où
le poiſſon eſt la nourriture commune. *D. Alexandre Wilſon,*
Obſervations relatives to the influence of climates on végétable
aud animal bodies The, part. 2, ch. 15, p. 134 & 135.

dans l'île ; car ils n'en apportent pour vendre , que ce qu'ils ont de trop.

L'île du Sénégal & le continent adjacent, diffèrent beaucoup des autres pays situés sous la même latitude, particulièrement en ce qu'ils ne produisent aucuns fruits dont l'usage pourrait corriger les qualités nuisibles de la nourriture animale ordinaire ; c'est-à-dire, des oranges , des limons , des limes , des plantains , des bananes , des ananas & autres fruits de ce genre , excepté cependant le tamarin : mais on ne peut persister dans l'usage de celui-ci, à cause de sa qualité purgative.

On sait que toutes les substances animales se putrifient spontanément & très-promptement , quand elles sont exposées à un certain degré de chaleur , à laquelle se joint l'humidité. Il est indubitable, d'après cela , que le chyle qui est élaboré de ces substances prises pour nourritures , doit en quelques manières, en partager les mauvaises qualités, & avoir la même tendance à la putréfaction : mais cette qualité nuisible , & cette tendance du chyle à la dissolution , peuvent aisément être prévenues , corrigées & vaincues par l'usage que l'on fait, de temps à autres, des végétaux frais, & par l'énergie du système vasculaire. Ainsi, quand la nourriture animale est celle dont on fait constamment usage dans les pays chauds, où la chaleur & nombre d'autres causes favorisent cette putréfaction , les végétaux & l'activité des puiſſances vitales, ſont abſolument néceſſaires pour en prévenir les mauvais effets. L'énergie de ces dernières eſt encore plus indiſpenſable, car plus le corps eſt faible, plus il eſt près de la mort, & conſéquemment plus il eſt propre à ſouffrir la même putréfaction ; or une chaleur ſi long-temps continuée, telle que nous l'avons vu au Sénégal, amène naturellement un relâchement dans les ſolides, comme j'ai dit ci-devant, en conſéquence duquel le ſyſtême vaſculaire doit être faible & incapable de remplir ſes fonctions. Des végétaux frais, ſont donc la ſeule reſſource qui reſte dans ces cas, pour remédier à cette mauvaiſe qualité de nourritures animales ; mais comme ils manquent abſolument dans cette ſaiſon, ils ne peuvent remplir ce but. Ainſi le ſang étant le produit d'un chyle mal conditionné & mal élaboré, doit en quelque manière participer de cette mauvaiſe qualité, & avoir une propenſion naturelle à la putréfaction qui eſt prête à ſe développer, auſſitôt que des circonſtances additionelles favoriſeront ſes efforts.

Quoique la marée ne ſoit pas bien conſidérable au Sénégal, elle s'étend cependant environ trois lieues dans la rivière, pendant le temps de ſéchereſſe, à cauſe de la faibleſſe du courant de celle-ci ; or, comme la diſtance de l'embouchure de la rivière à l'île, n'eſt que de quinze milles anglaiſes, c'eſt la raiſon pour laquelle l'eau qui l'entoure eſt ſalée pendant tout ce temps. L'eau dont on fait usage ordinairement, n'est que celle de la rivière qui s'est filtrée à travers le sable de l'île, & qu'on amasse dans des fosses fabriquées à ce dessein ; ainsi elle est saumâtre toute l'année. En effet, quoique l'eau de la rivière soit assez douce pendant le temps des pluies, cependant les sables de l'île par où elle filtre, sont si imprégnés de sel, qu'ils lui en donnent à dissoudre une assez grande quantité, pour rendre saumâtre celle qui découle dans les puits. L'eau de puits a encore, dans quelques endroits de l'île, une légère couleur jaunâtre, qu'elle prend des différentes substances nuisibles, qui sont mêlées aux sables par où elle se filtre (1). Quoique l'eau de

---

(1) Les Européens, qui étaient les premiers en possession de l'île, permirent aux noirs, qui, la plupart, étaient Mahométans, d'enterrer leurs morts selon leur coutume, près de leurs demeures. Ils étaient en petit nombre alors ; mais augmentant ensuite beaucoup, cette coutume prévalut toujours, de manière qu'actuellement le sol est plein, en différens endroits, d'ossemens humains. Il leur fut défendu de le faire, lors de ma résidence, ce qui les obligeait de traverser la rivière, & de les enterrer sur le continent ; néanmoins c'était contre leur gré, & ils auraient quelquefois enterré leurs proches parens dans leurs habitations, si l'on n'y eût veillé de près. Leurs raisons sont assez plausibles à cet égard. Le continent abonde en hyènes, qui aiment tellement les os de morts, qu'elles creusent la terre pour les avoir, quoiqu'on enfouille les cadavres très-profondément.

la rivière foit douce, comme je l'ai dit, pendant la faifon des pluies, la plupart des mulâtres & des noirs n'en font cependant point ufage ; ils lui préfèrent l'eau faumâtre des puits. Ils donnent pour raifon que s'accoutumant pour un temps à l'eau douce de la rivière, & enfuite étant obligés de revenir à celle des puits, quand celle de la rivière reprend fa falure, ce changement leur caufe des flux opiniâtres. Quoiqu'il puiffe en cela y avoir quelque vérité, cependant comme on doit rechercher tous les moyens de conferver la fanté pendant la faifon des pluies, qui eft la plus dangereufe de toute l'année, il eft donc raifonnable de préférer l'eau douce de la rivière, à celle des puits. Si cette préférence eft falutaire, il n'y a plus de parallèle à faire entre les maladies évitées & la diarrhée, & les flux que le retour à l'ufage des eaux faumâtres pourra alors occafionner : elles ne font point en effet fort dangereufes vers ce temps, l'air étant devenu beaucoup plus pur. La plupart des Européens font

---

Rien de plus ordinaire alors que de voir épars, le matin fuivant, à l'entour des fépultures, les os des membres encore tous faignans. Cet inconvénient engage les noirs du continent, d'enterrer leurs morts au-dedans de leurs propres demeures. Il y a un petit cimetière dans l'île, pour la garnifon, quelques mulâtres & quelques chrétiens noirs ; mais il vaudrait mieux qu'il fût fur le continent, car il eft certain qu'il contribue encore à l'infection de l'air.

ufage

uſages de l'eau de rivière , tant qu'elle eſt douce ; mais comme elle eſt très-épaiſſe & boueuſe (1) , on la filtre à travers des pierres poreuſes, qu'on a creuſé pour cela, & qu'on apporte de l'île Ténériffe. Ceux des Européens qui ſont les plus opulens,

---

(1) Je penſe que la fange de l'eau de la rivière eſt la cauſe de la mort d'une quantité conſidérable de poiſſons, qui flottent ſouvent ſur ſa ſurface. Ce caractère boueux vient en partie de la terre qui a été lavée & entraînée des montagnes de l'intérieur du pays, par des torrens de pluies , & en partie par le cours rapide de la rivière même, qui mine la terre de ſon lit, & qui emporte des portions entières de terrein, ſur leſquelles on voit encore des arbres & des buiſſons dont les racines ſont ſi entremêlées, que, quoique la terre en eût été entièrement lavée, ils tiennent encore les uns aux autres, & flottent en forme d'îles de deux ou trois acres d'étendue, remplis quelquefois de très-gros ſerpens. Comme la plupart des rivières de la Zône Torride, en Afrique, ſont boueuſes pendant les temps des pluies, quelques auteurs ont imaginé que l'uſage intérieur de pareilles eaux était la cauſe des maladies qui ſéviſſaient alors ; mais je ſuis fort éloigné de croire qu'elles ayant un pareil effet, indépendamment des autres cauſes. « *Alexandria eſt ferè tota ſuffoſſa ſpecuſque habet ad Nilum pertinentes quibus aqua in privatas domos inducitur quæ paulatim ſpatio temporis liqueſcit ac ſubſidit. Hac uti domini ædificiorum atque eorum familia conſueverunt. Nam quæ flumine Nilo fertur, adeò eſt limoſa atque turbida ut multos varioſque morbos efficiat. Sed eâ plebes ac multitudo contenta eſt neceſſario quod fons urbe totâ nullus eſt* ». Hirti de bello Alexandrino liber.

rempliffent plufieurs jarres de l'eau de la rivière, pendant qu'elle eft encore douce, au mois d'octobre ou de novembre, dès que le courant de la rivière commence à diminuer de force, & que la fange commence à fe dépofer, & ils la confervent pour leur ufage, pendant la faifon de la féchereffe.

Les expériences du D. Pringle prouvent que les viandes fraîches fe putréfient plus promptement, quand on les laiffe dans de l'eau qui contient une petite quantité de fel marin en diffolution, qu'elles ne le feraient fi l'eau n'en contenait point du tout (1). Je ne fais point fi l'on peut conclure de là, que le fel pris intérieurement, aura le même effet qu'il a fur les chairs auxquelles on le foumet extérieurement, quoique plufieurs favans foient actuellement de cette opinion : elle paraît être auffi celle de ce favant Auteur ; il cite Becher comme le feul qu'il connaiffe avoir été du même fentiment. J'ai tranfcris fes propres paroles ici, comme convenant au fujet que je traite (2). Je penfe entièrement comme

---

(1) Appendix to the obfervations on difeafes of Army, Experiment XXV.

(2) Et hoc eft ratio quod foleamus in quotidiano ufu falem edere, ut nempe craffiora digerantur & refolvantur : fed cùm nimiùm eo utimur, neceffario falis acrimonia mixti animalis compagem folvit & corrumpit : imò hoc in paffu, fi humiditas fuperveniat in horrendam putredinem ducit. *Phyf. fubterr. Lib. 1. Sect. 5. cap. 1.*

eux, & je ne doute point que leur opinion ne reçoive un plus grand jour des obſervations ſuivantes. Rien ne paraît être plus néceſſaire à l'aſſaiſonnement de nos alimens que le ſel ; pluſieurs même croyent qu'il eſt indiſpenſable , vu que nous y ſommes accoutumés dès notre enfance. Mais ceci eſt une erreur que prouvent les peuples qui n'étant point faits à ſon uſage , n'en vivent pas moins en bonne ſanté. Il y a beaucoup de pays où l'on ne trouve point de ſel, & où celui qu'on y porte d'autres pays, coûte ſi cher, que la baſſe claſſe du peuple n'eſt point aſſez riche pour en acheter. Telle eſt une étendue de terre , dans l'intérieur de l'Afrique (1), qu'on appelle *Galam*, ſituée à l'eſt du Sénégal, & qu'on dit être éloignée d'ici de neuf cents milles anglaiſes. Une petite flotte de vaiſſeaux d'environ vingt à trente tonneaux, arrive dans cette île tous les ans, ayant fait voile du Sénégal, dans les mois

---

(1) Il paraît qu'il y a pluſieurs endroits dans l'intérieur de l'Afrique, où l'on ne fait point uſage du ſel. Saluſte dit que les habitans de la grande ville de Numidie, appellée *Capſa*, & ceux de nombre de pays de l'Afrique, n'en uſent pas plus, ce qu'il n'attribue point à ſa rareté, mais à d'autres raiſons. « *Id*, dit-il, (*malum nempe inopiæ aquæ*) *ibique & in omni Africâ quæ procula mari incultiùs agebat eo faciliùs tolerabatur, quia Numidæ plerumque lacte & ferinâ carne veſcebantur & neque ſalem, neque alia gula irritamenta quærebant* ». De bello Jugurthino.

E ij

de juillet ou d'août, & abordé ici avec beaucoup
de peine, environ fix ou fept femaines après, non
fans être obligé de fe faire remorquer pendant le
voyage, à caufe de la violence des courans. Elle
éprouve beaucoup moins de difficulté dans le retour,
elle ne met pour le faire, qu'environ douze ou
quinze jours; & comme le courant eft entièrement
à fa faveur, elle arrive ordinairement au Sénégal,
dans le commencement de décembre. La cargaifon
des vaiffeaux, outre quelques marchandifes manu-
facturées, les fufils, la poudre, les balles & les
colliers, &c. confifte encore en fel, qu'on peut fe
procurer en abondance, près du Sénégal. Tout ce
commerce eft entièrement fait par les Mulâtres &
les Noirs de l'île, en partie pour le compte des
Européens, & en partie pour le leur (1). L'inclé-
mence de la faifon qui a lieu alors, ferait périr les
Européens, que l'appas du gain déterminerait à
entreprendre ce voyage. Ils vendent ou échangent
leur fel ou leurs marchandifes, pour de l'ivoire,
de l'or & des efclaves, lefquels ne font que des

---

(1) On pourrait s'étonner de ce qu'on ne fait point ce
voyage dans le temps fec : la raifon en eft qu'il y a des recifs
dans la rivière, formés par des rochers qui ne laiffent de
paffage que dans les temps de pluie, lorfque les eaux font
montées fi haut, que non-feulement elles les mettent au
niveau de la rivière, mais même accordent encore aux petits
vaiffeaux un libre paffage.

prifonniers de guerre, ou des fujets nés efclaves d'un peuple principal. Quelques habitans du Sénégal, qui ont fait ce voyage vingt fois & plus, m'ont affuré que la claffe la plus pauvre du peuple de ce pays, & particulièrement les efclaves, n'affaifonnent jamais leurs nourritures de fel, & que même la plupart d'eux n'en connaiffent feulement pas le goût ; les plus riches en portent communément une petite quantité fur eux, liée dans une petite poche de cuir pendue à leur col, dont ils prennent quelques grains pour répandre fur chaque bouchée de leur nourriture (1). Les efclaves donc, qu'on achette ici, n'étant point accoutumés, pour la plupart, à des nourritures affaifonnées de fel, les chefs de vaiffeaux ont bien foin de ne point leur en accorder, fi ce n'eft qu'une très-petite quantité, pour les y accoutumer par degré. On a la même affection quand on les defcend à terre dans l'île du Sénégal, jufqu'à ce qu'on les tranfporte dans un vaiffeau européen, pour aller aux Indes orientales. On agit ainfi pour prévenir le fcorbut,

---

(1) On vendait dernièrement ici, une mefure de fel, pefant environ deux livres, un gros d'or, cè qui équivaut à dix shellings fterling ; & quelques-uns de ceux qui l'achetaient le portaient dans l'intérieur du pays, & le vendaient à cent ou deux cents pour cent ; mais on en a tant porté ici depuis peu d'années, que le prix en eft beaucoup tombé.

que le libre ufage du fel produirait fur eux, ainfi que l'expérience l'a enfeigné au commencement. Toutes les fois, en effet, qu'ils en font un trop grand ufage, par la faute ou la négligence de ceux qui ont l'infpection fur leurs alimens, ils font bientôt pris de cette terrible maladie, de laquelle ils ne reviennent que très-rarement : ceux qui ont été veillés avec la plus grande attention, font néanmoins également attaqués de cette maladie, auffi doit-on en rechercher les caufes ailleurs que dans l'ufage du fel. Je penfe qu'on peut la trouver en partie, dans l'eau faumâtre des puits, dans laquelle on fait cuire les alimens, & qui leur fert conftamment de boiffon ; de plus, comme plufieurs d'eux font renfermés enfemble, pendant la nuit, dans la même chambre, l'air impur qu'ils refpirent, & le repos que leur impofent les chaînes de fer qu'ils ont aux pieds, ne peuvent encore que contribuer à la production de cette maladie. Les efclaves cependant, qu'on achète près du Sénégal, & qui font conféquemment accoutumés à l'ufage du fel, en font rarement affectés, ou, au moins, pas tant que les premiers. Indépendamment de leurs autres mauvaifes qualités, on peut donc confidérer les eaux faumâtres qui contiennent une petite quantité de fel, & dont les efclaves font ufage pour appaifer la foif qu'excite la grande chaleur, comme une des principales caufes productrices du fcorbut

auquel ils font fujets , & principalement chez ceux
dont les inteftins ne font point affez irritables pour
donner lieu au cours de ventre. Cette caufe s'in-
finuant dans le fang d'une manière graduée &
continue , produit alors cette maladie , au lieu
d'exciter des diarrhées & des flux.

Les eaux faumâtres ayant une action fi fenfible
dans la production du fcorbut , chez ceux qui ne
font point accoutumés à manger falé dans le temps
le plus fain de l'année , je penfe qu'on accordera
que leur ufage , pendant les mois de chaleur qui
précèdent la faifon pluvieufe , doit en quelque forte
être nuifible à la fanté des Européens & des habitans.
Quoique la coutume , en effet , puiffe être regardée
comme une des caufes qui contribuent à les en
rendre moins fufceptibles , cependant , lorfque ces
mauvaifes qualités ne font point contrebalancées par
l'ufage d'une fuffifante quantité de végétaux , le
fang doit fenfiblement en éprouver de mauvais
effets , & aquérir une difpofition analogue à celle
qui eft néceffaire pour produire le fcorbut : or ,
comme le relâchement des folides & la diffolution
du fang , accompagnée de pétéchies & d'une putréfaction entière du corps , font les derniers effets
du fcorbut , & qu'ils le font pareillement de la
maladie que je décris , je conclus avec un célèbre
auteur , en rapportant les effets à leurs caufes , que
le même principe qui produit le fcorbut dans un

temps de l'année , peut beaucoup contribuer à la production de notre maladie , dans une autre faifon , quand d'autres caufes concourent à aggraver & à accélérer fes effets (1). Je confidère donc les eaux faumâtres , comme une des caufes prédifpofantes de la maladie actuelle , & après une mûre délibération fur tout ce que j'ai rapporté , je ne doute point qu'il y ait peu de perfonnes qui s'écartent de mon opinion.

Ayant donné , ci-deffus , une courte defcription de la faifon chaude & sèche , pendant les mois de mai & juin , & ayant tâché d'en développer les effets fur le corps , il me refte actuellement à confidérer ceux auxquels donne naiffance la faifon des pluies. Cette faifon commence ordinairement au mois de juillet , plutôt ou plutard : le vent qui pendant les mois précédens , était le plus fouvent nord , tournant un peu , de temps à autre , vers l'oueft , change d'air alors , & eft communément plus ou moins au midi ; le ciel eft le plus fouvent

---

(1) Quand l'àcrimonie eft confidérable , que les nerfs en font affectés fubitement , il pourra s'enfuivre une fièvre avec des fymptômes putrides , ou un vomiffement , ou un flux ; mais fi l'amas eft lent à fe faire , que les nerfs s'habituent en quelque manière à la putréfaction , le fcorbut prévaudra. *Voy. Pringlés appendix to the obfervations , on the difeafe of the army experiment. XVIII.*

nuageux, les calmes, auffi bien que les tempêtes, font très-fréquens. On appelle ces dernières *Tornados* : elles font accompagnées de bourrafques, de tonnerre, d'éclairs & de pluie. La rivière augmente beaucoup par l'abondance de ces pluies, elle déborde de fon lit, inonde les terres baffes d'alentour, & donne lieu à des lacs & des étangs, quand elle revient dans fes bornes. Les Maures du nord de la rivière, qui n'ont aucune demeure fixe, mais qui vivent fous des tentes qu'ils changent continuellement, quittent la plupart, vers ce temps, le pays bas qui avoifine la rivière, & fe retirent vers le nord, fur un terrein plus élevé & plus fain, où ils ne puiffent être fujets à l'inondation, ni incommodés des moskites. Quoique le temps foit très-chaud avant cette époque, cependant beaucoup d'arbres ne commencent à pouffer leurs feuilles, que quand la pluie paroît, la fécherelfe du fol & de l'atmofphère s'oppofant à la végétation avant ce temps ; mais ils deviennent verds prefque fubitement & peu de jours après les premières ondées de pluie. Le fol fec & fableux, qui femblait être brûlé par les rayons du foleil, fe couvre alors de gazon & de plantes ; toute la contrée devient verdoyante, & préfente le plus bel afpect de toute l'année. Le temps eft fi favorable à la végétation, que même dans les rues fableufes du Sénégal, de jeunes arbres, tels que le cotonnier, le tamarinier

& l'adanfonia, germent des graines que le hafard y a porté. Cette végétation vient à propos pour nourrir nombre d'infectes qui paraiffent alors, pour être, aux hommes un tourment continuel. Il n'y en a cependant pas de plus infupportable que les moskites, en ce qu'elles paraiffent plus particulièrement la nuit, & qu'elles empêchent le fommeil , à moins que les lits ne foient entourés de rideaux : c'eft la raifon pourquoi elles font fi redoutables aux foldats qui font privés de pareil fecours , rien n'étant plus capable de caufer la fièvre , que le manque de fommeil.

L'air eft fi chargé d'humidité & d'exhalaifons nuifibles, que tout ce qui eft foumis à fon influence en eft plus ou moins affecté ; il eft également très-chaud , à raifon de la proximité du foleil, qui eft alors très-près du zenith du Sénégal ; il eft auffi très-pernicieux , felon l'opinion de Celfe , en ce qu'il darde quelquefois fes rayons d'une manière fubite , entre deux nuages , après un violent ouragant , & enlève des vapeurs très-malfaifantes : c'eft pourquoi on évite foigneufement de fortir en pareil cas (1).

------

(1) Minimèque nubilo cœlo , foli aperienti fe committere ne modo frigus modo calor moveat : quæ res maximè gravedines deftillationes que concitat. Magis verò gravibus locis

Il est facile de concevoir que l'air étant ainsi chargé d'humidité, doit plus ou moins supprimer la transpiration. Une pareille suppression ne peut avoir lieu, sans que la petite quantité de sel qui s'échappait avant par les sueurs, ne soit retenue dans le corps, & que les particules rances & putrefcentes, au développement desquelles l'union de la chaleur & de l'humidité contribue si facilement, ne féjournent dans la masse des humeurs. Ces molécules excitent une plus ou moins grande putridité dans le sang, selon qu'elles s'y trouvent plus ou moins difposées par l'effet de la saison, ou l'usage des nourritures animales & des eaux saumâtres.

Ceci ne doit point paraître contradictoire à ce que j'ai avancé ci-devant, où je confidérais les sueurs abondantes comme caufes de faibleffe & de l'âcrimonie du sang ; on aurait donc tort d'en conclure que leur suppreffion ne pourrait avoir les mauvaises suites que j'ai rapporté. En effet, je parlais feulement alors des sueurs abondantes & long-temps continuées, dont je crois les suites auffi pernicieufes que je les ai rapporté. Je n'ai point intention de renfermer dans cet article, les sueurs modérées, que je confidère comme une des évacuations du corps la plus néceffaire & la plus falu-

---

ista fervanda funt in quibus etiam peftilentiam faciunt. *Lib.* 1. *cap. 2.*

taire, & de l'efficacité de laquelle je fuis convaincu, pour prévenir ou guérir les fièvres commençantes, comme je le fuis des mauvais effets qui en accompagnent la fuppreffion. J'ai vu des officiers de la garnifon, être attaqués de la fièvre d'un violent mal de tête, pour avoir eu leur tranfpiration fupprimée quelques heures, & être entièrement rétablis par le retour de cette évacuation, qu'ils avaient excité en buvant un grand verre de vin du Rhin & d'eau de Pyrmont.

Nombre de preuves, dans cette faifon de l'année, conftatent l'âcrimonie des humeurs qui fe féparent du corps, & leur tendance à la corruption. L'un & l'autre sèxe font fujets aux ulcères du pudendum, quoiqu'ils n'ayent pas la moindre teinte de virus vénérien. Ils paraiffent au gland chez les hommes, & à l'intérieur du prépuce ; ils occupent l'intérieur des grandes lèvres chez les femmes ; ils font occafionnés par le féjour de l'humeur qui lubréfie ces parties, & qui n'a point été entraîné par les lotions locales d'eau froide, qu'on a négligé. Ceux qui, comme les Européens, ont un prépuce qui couvre le gland, y font plus fujets ; & encore plus les Noirs, qui naturellement ont le prépuce plus long que les Européens. La circoncifion les en préferve cependant affez ordinairement. On pratique ici cette opération, non-feulement chez les Mahométans par efprit de religion, mais encore chez ceux qui font d'une croyance différente, & qu'on nomme communément Payen. Quand on demande à ceux-ci la raison de cette coutume, ils répondent que c'eſt pour prévenir la mal-propreté, l'ulcération, & la corruption qui pourrait s'en ſuivre (1). C'eſt pour la même raiſon que nombre de Mulâtres & de Chrétiens Noirs de l'île, quoique nés de parens chrétiens, ſouffrent l'opération de la circonciſion, vers l'âge de puberté. On la fait auſſi aux femmes Maures qui habitent le nord de la rivière du Sénégal. Elle conſiſte, chez elles, à couper l'excédent du clitoris & des nymphes, ſans que le manque de ces parties ne porte aucune atteinte aux fonctions du total (2). Comme le plus grand nombre eſt

---

(1) Les Maures font cette opération à leurs enfans, quand ils ont environ quatre ou cinq ans, & les Noirs, quand ils ſont près de l'âge de puberté. Ce ſont les Maraboux ou les Prêtres mahométans, à qui elle eſt confiée. Ils lient une ficelle à l'entour du prépuce, qu'ils tirent en avant, & le coupent derrière la ligature, la peau reſtante ſe retirant alors en arrière, laiſſe le gland à nud; ils ſaupoudrent d'abord la plaie avec de la cendre, & enſuite la penſent avec une ſubſtance graiſeuſe, de la conſiſtance du ſuif, qui vient dans l'intérieur du pays, & qu'on nomme beurre de *Galam*, laquelle, à la vue, à l'odorat & au goût, paraît être de l'huile, ou mieux du beurre de cacao.

(2) Apud arabes equidem & Ægyptios frequentiſſimum eſſe, ut nonnulli referunt, noxæ genus illud (clitoridum ſcilicet nimis magnarum) conſuevit, adeoque puellis recens natis quicquid indecenter prominet reſcinditur. *L. Heiſteri Inſt. Chirurg.* p. 2, *ſect.* 5, *cap.* 148.

Mahométan, on peut croire que c'eft par religion que l'on fait quelque chofe d'analogue fur les femmes Turques. Deux qui ne me paraiffaient pas fort inftruites en matière de religion, & qui étaient privées de ces parties depuis leur enfance, m'ont dit que c'était une coutume parmi les femmes Maures, de couper alors ces parties, pour raifon de propreté, parce qu'elles font fujettes à arrêter les impuretés qui, en féjournant vers ces parties, y produifent des ulcérations pendant le temps chaud ; elles ajoutèrent encore qu'elles fe rappellaient très-bien les temps où elles fouffrirent cette opération (1). On m'a encore rapporté que les Noires avaient coutume de couper le clitoris, mais feulement lorfqu'il était plus long que naturellement il doit être, & qu'il prononcait tellement qu'on le pouvait voir au-dehors ; ce qu'elles regardent comme une des plus grandes difformités de la nature. Elles l'ont tellement en averfion, que quand on le leur reproche injuftement, dans quelques difputes, elles en font fi piquées, que peu s'en faut qu'elles ne faffent voir aux affiftans, les preuves du contraire.

L'âcrimonie des humeurs fe manifefte également fur les animaux qui ne font pas originaires à cette contrée. Les chevaux qui viennent ordinairement

---

(1) Æftate ulcera cum in cœteris quidem partibus, tum maximè obfcœnis oriri folent. *Celfus, lib. 2, cap. 1.*

des confins de Maroc, les plus près du Sénégal, & dont les principaux du pays n'ont qu'un petit nombre, font, par manque de fourage, attaqués de fupprefſion d'urine, accompagnée de gonflement dans l'aine, & d'une maladie dont parle un des derniers Voyageurs dans ce pays (1). Je crois qu'on en peut chercher la caufe dans l'âcreté des urines, qui peut ainfi enflammer la veſſie & les parties adjacentes. Je ne penſe point que la pierre l'occaſionne, d'après ce que m'a dit une perſonne (2) de grande expérience dans les maladies des animaux domeſtiques ; qu'un cheval en pouvait porter affez longtemps une d'un plus grand volume, fans beaucoup fouffrir, & que la ſituation de la veſſie ne permettrait pas qu'elle obftruât les paffages de l'urine. C'eft peut-être pour corriger cette âcrimonie de l'urine & des humeurs en général, que les chefs des Maures donnent à leurs chevaux, outre une certaine quantité de bled de Guinée, du lait de vache

---

(1) Equorum illic ingens pretium nec facillimè ibi aluntur ob aridam tellurem : nam torrida eft plaga quæ pabula non producit, facitque æftus nimius ut equorum inguina intumefcant, ut vix meire poſſint. *Navigatio Aloyſii Cadamuſti, cap. 32.*

(2) M. Kerſting, Profeſſeur de Zootomie, & Lecteur des maladies des animaux domeftiques, à l'Ecole Royale Vétérinaire, à Hanovre.

au lieu d'eau, pendant toute l'année, ou au moins lorsqu'ils manquent de pâture (1).

La gale est annuellement épidémique parmi les Nègres, pendant la saison des pluies, mais parti-

---

(1) Il semblera contradictoire que les vaches dont les Maures ont de grands troupeaux, puissent susibster & fournir assez de lait aux chevaux, lorsqu'il n'y a point de fourages pour eux. C'est cependant ce qui a lieu. Les vaches de ce pays ne sont point délicates ; elles peuvent vivre des nourritures que fournit la saison de sécheresse, lesquelles sont si mauvaises qu'elles font périr les chevaux & même le bétail d'Angleterre : en effet, quoiqu'il vienne, vers la fin, des pluies, beaucoup d'herbes & une espèce de roseau de huit à neuf pieds de haut & plus, dont les chevaux se nourrissent tant qu'il est verd & tendre, & qui engraisse assez promptement les troupeaux, cependant ils n'en peuvent faire usage long-temps ; car lorsque les pluies ont cessé, il devient aussi sec que des copeaux, & ne peut servir qu'aux chameaux & aux ânes. Quand il est dans cet état, les Maures ont une singulière méthode de se procurer une nouvelle nourriture pour leur bétail : ils mettent le feu aux roseaux sur pied, & le laissent brûler fort au loin, jusqu'à ce que le bord de la rivière, ou un espace vuide, l'arrêtent ; les racines restantes par ce moyen, poussent de nouveaux rejettons quelque temps après, & c'est d'elles que vit le bétail. Les Noirs employent la même méthode pour nétoyer & labourer la terre avant que d'y planter leur bled ; c'est ce qui fait que l'horison paraît enflammé la nuit, pendant la plus grande partie du temps de la sécheresse, à cause des divers feux qui brûlent en différens endroits du pays.

culièrement

culièrement parmi les jeunes. Les puſtules en ſont larges & point ſi purulentes qu'elles le ſont dans la gale humide d'Europe : ce ſont plutôt des boutons couverts de croutes épaiſſes & accompagnées d'une grande démangeaiſon. Quoique la maladie cède à l'uſage interne & externe du ſoufre , néanmoins les Noirs employent rarement des remèdes contr'elle. Elle diſparaît ſpontanément pour l'ordinaire , après que la ſaiſon des pluies eſt paſſée ; mais le plus ſouvent , elle revient , à la même ſaiſon de l'année ſuivante , chez ceux qui y ſont ſujets. La contagion peut ſouvent la produire, mais, en général , elle paraît s'engendrer d'elle-même chez ceux qui en ſont affectés, & n'être due qu'à une âcrimonie particulière des humeurs. Quoique cette âcrimonie puiſſe être augmentée par la ſuppreſſion de la tranſpiration , elle diffère toujours néanmoins de celle qui occaſionne les maladies putrides, car rarement on voit ceux chez qui elle ſe manifeſte, être ſujets à ces maladies. Peut-être que ſi la nature ne prenait point ce moyen de délivrer le corps de cette âcrimonie, en excitant une pareille ſuppuration ſur la peau, cette âcrimonie pourrait aquérir le caractère propre au développement des maladies putrides. Il eſt des exemples, en effet, de ces maladies, qu'on ne pouvait attribuer qu'à une gale repercutée. Quoique je ſoutienne que la gale doive ſa cauſe à une âcrimonie ſpécifique , je ne prétends point nier qu'elle ne foit auffi produite par des infectes qui vivent en famille fous la peau ; mais je penfe que la génération de ces infectes, ne fauroit avoir lieu fans un pareil état, contre nature, des fluides, & que cette maladie ne peut être épidémique, ni venir fpontanément fans lui.

Toutes les maladies cutanées, de différentes efpèces, qui font fi communes en Afrique, acquièrent un plus mauvais caractère pendant la faifon des pluies, ce qui paraît provenir d'une augmentation d'âcrimonie dans les humeurs : nous n'en excepterons pas le ver de Guinée, ou le *vena medinenfis*, que Linnée nomme *gordius*, lequel eft plus commun dans cette faifon de l'année, que dans toute autre. Quoique cet infecte foit profondément fitué fous les parties, qu'il perce les mufcles, les ligamens des jointures, on le peut néanmoins confidérer comme une maladie de la peau (1).

---

(1) Comme cette maladie n'eft point connue en Europe, je préfenterai ici une obfervation finguliere. Le pied droit d'une petite Nègreffe fut très-enflammé pendant quelque temps, lorfqu'il parut un bouton à la partie inférieure du métatarfe, lequel, en s'ouvrant, laiffa voir la tête, comme on a coutume de dire, d'un ver de Guinée. Il en parut bientôt un autre à la partie fupérieure du métatarfe, au milieu duquel parut encore un autre ver. Je les tirai l'un & l'autre, & voyant qu'ils fuivaient aifément, je les fixai fur deux petits bâtons féparés, & les roulant deffus chaque jour, pendant

La sueur de la plupart des noirs est sensiblement puante pendant le temps des pluies, sur-tout lorsque le travail & les autres exercices en augmentent la sécrétion. Cette puanteur ne saurait être attribuée à aucune malpropreté qui séjournerait sur la surface de la peau, car l'usage où ils sont de se baigner & de se laver, la corrigerait bientôt : on doit donc la regarder comme dépendante de la sueur même. Cette puanteur est plus sensible chez quelques-uns, & j'ai vu des Européens sur qui elle avait un tel effet, qu'elle leur excitait des nausées. Ces vapeurs impures, qui s'exhalent plus ou moins de la peau des noirs, lorsqu'ils suent ou qu'ils transpirent, me portent à croire que leurs corps sont mieux disposés dès leur première formation, à chasser au dehors ces fluides nuisibles, par les

---

environ trois semaines ; alors, la traction n'ayant plus d'effet, & observant que pendant que je tirais un bâton, l'autre s'approchait de la peau, je reconnu que ce que j'avais roulé sur les deux bâtons, n'était que les extrémités d'un même ver. Je déroulai donc une portion du ver de dessus un bâton, &, en roulant l'autre, cette portion rentra dans le pied, où, après avoir suivi différens détours, elle sortit par l'autre ouverture. Ce ver était de six pieds de long en tout, & n'était pas plus volumineux qu'une chantrelle de violon. Quelle était celle des deux extrémités qu'on devait regarder comme la tête, s'il en avait une ? c'est ce que je ne prétends pas décider.

émonctoires de la peau, que ne le font ceux des Européens : c'eſt ſans doute la raiſon pourquoi ils ſont moins ſujets aux maladies putrides, qui viennent de la rétention de ces impuretés dans le corps. On ne peut ſuppoſer, en effet, que ces matières impures s'engendrent plus abondamment dans leurs corps, que chez les Européens, d'après l'intention de la nature, qui les a formé pour habiter ce climat.

La ſueur de la plupart des Européens eſt auſſi plus puante vers ce temps que vers tout autre. Quoique la fétidité ne ſoit point comparable à celle que donnent les noirs, elle n'indique pas moins la préſence des particules rances & putrides dans les fluides : ſa couleur jaune, qui teint la chemiſe de quelques perſonnes, aſſez foncé pour la faire paraître comme ſi elle eût été trempée dans une teinture de ſaffran, montre évidemment que la ſéroſité du ſang, eſt une des parties de ce fluide, qui eſt des plus affectées ; outre cette couleur jaune, le linge eſt encore empreint d'un ſuc graiſſeux, qui lui donne une odeur d'huile, même après qu'il eſt ſec (1).

____

(1) J'ai connu entr'autres un ſergent, d'une forte conſtitution, qui jouiſſait d'une parfaite ſanté, & qui en a joui pluſieurs années, quoiqu'il eût de pareilles ſueurs ; mais la contagion le rendit victime de la maladie dont je traite.

Je ne suis point éloigné de croire que ce soit la bile elle-même, délayée avec la sérosité, ou une matière analogue, qui soit ainsi entraînée par les émonctoires de la peau ; non point qu'elle soit élaborée avant dans le foie, & reportée dans le torrent de la circulation, comme cela a lieu dans la jauniffe, mais je pense qu'elle est engendrée dans le sang même. Cela pourra peut-être paraître improbable ; mais si l'on considère combien le sang est chargé d'ingrédiens destinés à la formation de la bile qui doit se séparer dans le foie, pour ensuite être versée dans les intestins ; si l'on réfléchit que cette abondance surpasse celle qui est nécessaire pour l'ouvrage de la digestion, il devient probable que ses molécules peuvent former une espèce de combinaison dans le système de la circulation, & ensuite être en partie rejetées par la transpiration ou la sueur.

Quoique le sang puisse être infecté de matières bilieuses, de manière à donner quelquefois à la peau de plusieurs Européens, un œil jaunâtre, cependant jamais la bile ne s'y accumule en assez grande quantité, pour former une véritable jauniffe. La chaleur de la saison ne lui permet point de séjourner patiemment dans les fluides, mais aussi elle exalte tellement son âcrimonie, qu'avant qu'elle puisse se fixer sur le foie, elle cause, pendant la sécheresse, des *cholera morbus*, des flux accompagnés de fièvres symptômatiques, de différens genres, dont quelques-unes ont la jauniffe pour compagne (1).

En parlant du *cholera morbus*, il eft bon de dire que c'eft une maladie fréquente au Sénégal, pendant le temps fec : elle vient quelquefois fans aucune caufe apparente quelconque, & femble être un effort de la nature, pour délivrer le corps d'une abondance de bile qui le furcharge. Je fuis d'autant plus de cette opinion, que j'ai connu des Européens qui en rejettoient une certaine quantité tous les matins, fans aucun effort violent, & qui en même temps jouiffaient d'une très-bonne fanté. Une prompte fuppreffion de la tranfpiration, ou peut-être une contraction des vaiffeaux de la furface du corps, peut quelquefois être la caufe occafionnelle de cette maladie, comme j'ai eu occafion de le voir chez un officier, après qu'il fe fut baigné dans l'eau froide. Cependant elle eft occafionnée le plus fouvent, chez les blancs, par des alimens âcres & irritans, comme j'ai eu occafion de l'obferver

---

(1) Celfe recommande les bains froids, ou de nager dans l'eau froide, pour remédier à la jauniffe, quand elle commence à paraître l'été. Peut-être donne-t-il ce confeil dans la vue d'éviter ou de contrebalancer les mauvais effets de la chaleur fur la bile : *Si æftus eft frigidis natationibus utendum eft.* Lib. 3, cap. 24.

quelques heures après un copieux repas de poiffon affaifonné d'épices & d'ingrédiens, tels que le poivre de Cayenne, la moutarde, des marinades, & autres femblables. Elle prend fubitement, & après que les matières contenues dans l'eftomac ont été évacuées, les efforts réitérés de ce vifcère, rejettent audehors une très-grande quantité de bile : cette évacuation eft fouvent fuivie de felles copieufes. Le hoquet fuccède bientôt enfuite, & affez fréquemment des fueurs froides & des crampes aux extrémités inférieures. Cette maladie eft rarement accompagnée de la fièvre ; & quoique les fymptômes en foient fi alarmans, rarement, & même jamais, elle eft mortelle. Les noirs y font prefque auffi fujets que les blancs, mais, chez eux, elle n'eft pas fi violente (1). Le traitement qui convient le

---

(1) Les noirs ont contre cette maladie un remède qu'ils donnent avec fuccès. Dès que quelqu'un d'eux en eft pris, ils pilent une poignée de gros bled de Guinée (*Holcus Shorgum Linnei*) dans un mortier de bois, avec une quantité donnée d'eau, ils en font une efpèce d'émulfion qu'ils donnent à boire au malade, & quils continuent de lui donner, tant qu'il la rend, jufqu'à ce que le vomiffement & les felles ceffent. Ils agiffent ainfi dans la vue de mêler ce liquide doux avec l'humeur âcre & corrompue de l'eftomac, de même que Celfe confeille de boire de l'eau chaude. *Aquæ tepidæ quam plurimùm bibere oportet & vomere. Vix unquam ea fine vomitu fumitur : fed etiamfi non incidit, tamen corrupta mifcuiffe novam materiam prodeft.* Lib. 4, cap. 11.

mieux , eſt de donner le laudanum , dans une grande taſſe d'eau de graine de lin , à la doſe de quinze gouttes , qu'on répétera auſſi ſouvent que le vomiſſement aura lieu , juſqu'à ce que le ſpaſme de l'eſtomac ſoit appaiſé. Quand le malade ne rend aucunes ſelles , mais qu'il a des fréquens vomiſſe-mens , on donne un lavement légèrement irritant , pour attirer les matières nuiſibles en bas , & on lui en fera ſuccéder enſuite de mucilagineux , ou fait avec le lait , pour adoucir les tranchées. Je n'ai jamais manqué , en ſuivant ce procédé , de ſoulager promptement les malades. Après que le tumulte des ſymptômes était ainſi appaiſé , les malades avaient en général un doux ſommeil & des ſueurs modérées , & quand ils ſe réveillaient , ils ne ſe plaignaient de rien autre , ſinon d'une laſſitude & d'une faibleſſe des jambes , qui vraiſemblablement n'était que la ſuite des crampes.

Il eſt à obſerver que peu de perſonnes , & même aucune , ſont attaquées de *cholera morbus* dans la faiſon des pluies. S'il y a des évacuations de bile , elles ſont alors toujours accompagnées de fièvres qu'on pourrait attribuer à une ſurabondance de cette humeur , ou à ſon âcrimonie , en faiſant attention à la quantité que les malades rendent , & aux ſymptômes convulſifs qui s'en ſuivent. Ces fièvres ſéviſſent plus ou moins chaque année , & jai obſervé qu'elles ſont plus ou moins malignes , à proportion de ce que le temps est plus ou moins pluvieux ; de manière que quand il n'y a pas beaucoup de pluie pendant la saison, les fièvres ne sont pas beaucoup fréquentes, ni mortelles; mais quand elles sont abondantes, & qu'elles durent long-temps, les fièvres putrides en sont les suites. Cette observation est aussi le fruit d'une expérience de vingt ans de M. Bishopp, chirurgien de la province de Sénégambie, qui me l'a communiqué. La saison des pluies est communément funeste à ceux qui souffrent depuis long-temps des flux, & qui ne s'en sont point rétablis avant qu'elle n'arrive. Ceux qui ont eu le scorbut peu de temps avant, sont également sujets aux influences de cette saison, les effets de la chaleur & de l'humidité réunis, ne faisant qu'accélérer la putréfaction propre à cette maladie.

C'est un fait connu de presque tout le monde, que l'air chaud & sec prévient la putréfaction des substances, même après la mort, en absorbant les liquides qui sont nécessaires à son développement (1).

______

(1) Le bœuf frais ou les autres viandes, même étant salées, ne peuvent se conserver au Sénégal; elles acquièrent toujours un commencement de putréfaction. Ainsi toutes les fois que les habitans tuent un jeune bœuf, pour en conserver la viande, ils la coupent en tranches, longues & minces d'environ un pouce d'épaisseur, & trois ou quatre pieds de longueur, qu'ils trempent dans de la saumure, & qu'ils exposent

Mais quand il eſt chaud & humide, & particulièrement quand il eſt ſtagnant, ou, ce qui eſt la
même choſe, quand il n'eſt point renouvellé comme
cela a lieu dans le calme, & quand il eſt chargé
de vapeurs putrides, il a alors toutes les qualités
propres à faciliter la putréfaction, & toutes les
ſubſtances qui ſont expoſées à ſes influences, en
ſont plus ou moins affectées. L'air, pendant la
ſaiſon des pluies, & particulièrement dans les
mois d'août & de ſeptembre, a, au Sénégal, toutes
ces mauvaiſes qualités.

La ſituation baſſe de l'île, l'inondation du continent voiſin, peuvent augmenter cette humidité
de l'air, & par ce moyen, en augmenter encore
l'inſalubrité. Cependant, comme les eaux ne ſont
point ſtagnantes quand les fièvres ſéviſſent, mais
qu'elles ſont dans un mouvement continuel, par

---

enſuite ſur des branches d'arbres, ou ſur des cordes, à la
chaleur du ſoleil. Il faut peu de temps pour ſécher la
viande de cette manière, à un tel degré, qu'on puiſſe enſuite
la garder pendant long-temps dans un lieu ſec. Ils la trempent ainſi dans la ſaumure, plutôt pour empêcher les
mouches d'y dépoſer leurs œufs, que pour la conſerver. J'ai
vu, environ à cent lieues de la rivière du Sénégal, les
noirs préparer de la même manière, la chair d'un grand
éléphant qu'ils trouvèrent flottant ſur les eaux. Par quel
accident y avoit-il été porté ? C'eſt ſur quoi je ne puis
prononcer. J'ai mangé de la viande d'hyppopotame, ou du
cheval de rivière, ſéchée de la même manière.

la grande quantité de pluie qui tombe, & par la communication des différentes branches de la rivière enfemble, on ne peut fuppofer que les vapeurs putrides de l'air, dont je viens de parler, puiffent provenir de ces eaux (1) : il paraît qu'elles font plutôt dues à la multitude de fubftances végétales & animales, qui fe putrifient alors fur la furface de la terre. Je fuis encore plus porté à croire que ces eaux ne contribuent pas tant à l'impureté de l'air, qu'on l'a généralement imaginé, quand je confidère la fituation élevée de Gorée. Cette Ifle n'eft point fujette à de femblables inondations , & cependant la maladie qui fait l'objet de ce Traité, y parut auffi, & fut plus funefte qu'au Sénégal, d'après les rapports qu'on en a eu. On peut regarder Gorée comme un rocher qui s'applanit infenfiblement par un petit terrein oblique entouré, du refte, de toutes parts par la mer. L'île eft féparée du continent, par un efpace de près de deux lieues ; & le

---

(1) Il eft bon d'obferver ici, que quand la pluie ceffe, le vent change du midi à l'eft. Lorfque ce vent eft établi, l'air devient fec, & les fièvres diminuent, quoique ce foit alors que l'eau des lacs & des étangs qui ont été formés par le débordement de la rivière, foit réellement ftagnante. Leurs exhalaifons n'ont point de mauvais effets avec ce vent d'eft ; elles font à peine fenfibles dans l'air , quoiqu'il en foit chargé , ainfi qu'on le peut croire, d'après la grande diminution de l'eau de ces lacs.

rocher qui eſt auſſi fort élevé , & ne ſaurait être ſubmergé, quand même il y aurait dans les environs, quelques rivières conſidérables. On ne pourrait donc rapporter à l'évaporation de l'eau de la mer , la naiſſance de cette maladie. Mais il eſt à obſerver que l'eau de pluie , dont la garniſon & les habitans de Gorée ſont obligés de faire uſage , eſt beaucoup plus ſaumâtre que celle du Sénégal , & que la diſette de bétail ſur le continent voiſin , les oblige ſouvent de vivre de viandes ſalées ; c'eſt ce qui fait que M. Bishopp, dont je viens de parler, regarde cette place beaucoup plus mal-ſaine, d'après ſa propre expérience , que l'eſt le Sénégal.

L'air , malgré la variété de ce qui contribue à ſon inſalubrité pendant la ſaiſon des pluies , ne me paraît pas avoir ſur le corps, un effet aſſez prompt & aſſez marqué , qui puiſſe m'engager à le regarder comme la cauſe immédiate de la maladie : je le conſidère cependant, comme une des cauſes prédiſpoſantes la plus active (1).

---

(1) Un petit ſloop des Indes orientales , arriva au Sénégal, le deux de ſeptembre 1778. Le capitaine & l'équipage furent exempts de la maladie , quoique pluſieurs officiers & nombre de ſoldats de la garniſon en aient été attaqués quelques jours après cette date , & en ſoient morts. Cette obſervation, je penſe , prouve que l'air n'en eſt pas la ſeule cauſe immédiate , autrement, les perſonnes dont je viens de parler , n'auraient pu s'en ſouſtraire ; elle donne encore lieu de

De tout ce que nous avons dit précédemment, il doit paraître évident que les fueurs abondantes, l'ufage des eaux faumâtres, & la nourriture animale, qui n'eft entremêlée d'aucune fubftance végétale, donnent au fang, pendant la faifon sèche, un caractère de dépravation, qui confifte principalement, felon mon opinion, dans une prépondérance d'âcrimonie putrefcente. Je penfe que cette âcrimonie augmente affez rapidement, par l'action réunie de la chaleur & de l'humidité, qui ont lieu pendant la faifon des pluies qui fuccède, pour affecter d'une manière prompte, le fyftême nerveux, lorfque la moindre caufe occafionnelle en favorife l'effet; & je crois encore que fon action fur les nerfs, & la réaction de ceux-ci, produifent la maladie actuelle, avec tous fes terribles fymptômes. Cette âcrimonie en eft donc la caufe prochaine.

Quelques auteurs d'une célébrité reconnue, prétendent que l'âcrimonie qui fe manifefte dans les fièvres, ne doit point en être regardée comme la caufe, mais plutôt comme l'effet; ils croyent l'appercevoir dans la faibleffe du corps. Toute déférence rendue à leur opinion, je ne puis cependant penfer comme eux, en ce qui regarde la maladie préfente. Je crois que fi l'augmentation

---

fuppofer que, peut-être, elles n'étaient point encore fuffifamment difpofées pour que la contagion eût lieu fur elles.

du mouvement du fang eft capable d'en fufciter l'âcrimonie pendant la fièvre, il eft probable qu'outre les autres caufes, la chaleur de la faifon, qui raréfie les fluides & en accélère la circulation , peut produire le même effet dans un plus long efpace de temps. Je ne veux point dire que la débilité du fyftême vafculaire ne contribue point à la forma-tion de la maladie , étant convaincu du contraire; mais je la confidère comme une caufe éloignée , ainfi que je l'ai déjà dit , & je penfe que la production de l'âcrimonie dépend en quelque manière d'elle. Je fuis encore perfuadé que cette débilité augmente chez la plupart , à proportion du temps de leur réfidence en ce climat , & que les mauvais effets qui s'en fuivent , lui font relatifs : (1) ainfi, plus long-temps on y a demeuré, plus on eft fujet à

---

(1) Ce qui fuit peut fervir de preuve à cette affertion. J'ai vu dans le camp des Maures, des vieillards que l'âge rendait fi faibles, qu'ils ne pouvaient remuer de place ; ils ne pouvaient même fe lever fans l'aide de quelqu'un : ils fem-blaient à peine vivre, & n'avaient pas la force de parler un peu haut ; leurs corps étaient de vrais fquélettes recouverts de peau, & leurs veines gonflées par la chaleur de la faifon, paraiffaient à travers, comme autant de cordes. On m'a dit que plufieurs d'eux vivaient dans cet état , depuis plus de dix ans ; que le lait était leur feule nourriture, & que toutes les fois qu'on changeait de camp, on ne faifait que les mettre fur des chameaux, pour les tranfporter.

maladie, & moins on a espérance d'en réchapper, que n'en ont ceux qui sont rarement venus d'Europe. C'est ce qu'a eu lieu d'observer M. Bishopp, pendant tout le temps qu'il a resté dans ce pays ; aussi regarde-t-il l'opinion commune, de se médicamenter pour aller habiter un mauvais climat, & particulièrement un tel que celui du Sénégal, comme absolument déceptive. Cette débilité considérée comme effet du temps chaud, peut exister sans occasionner de grands désordres, toutes les fois que la cause de la maladie peut être prévenue par un régime & des médicamens convenables : mais la grande débilité & la prompte lassitude qui précèdent la maladie actuelle, en est entièrement différente. Elle est, en général, d'une courte durée, & elle ne paraît, chez quelques malades, que peu d'heures avant le frisson : elle me paraît être le premier effet que l'âcrimonie produit sur le corps, comme cause prochaine ; c'est pourquoi je la considère comme le commencement de la maladie, mais non pas comme la cause. Il y a des poisons qui, pris intérieurement, sont capables, par leur âcrimonie, de produire de la débilité, des frissons, & successivement de la fièvre. Il paraît probable qu'une âcrimonie engendrée dans le corps, peut produire le même effet. (1) Il arrive aussi quelque-

____

(1) Il y a un poisson dans la rivière du Sénégal, dont le

fois que ceux qui éprouvent une faibleſſe & une

---

nom du genre eſt, ſelon Linnée, *tétraodon*, &, ſi je ne me trompe, celui de l'eſpèce *Lagocephalus*. Les habitans m'ont dit que ce poiſſon était bon à manger, quand on le prenait vers la ſource de la rivière, & qu'ils s'en ſervaient comme aliment, mais qu'il était venimeux quand on le pêchait à l'embouchure & près du rivage de la mer. Il eſt probable que des qualités ſi oppoſées, ſont dues à la différence des nourritures que ces poiſſons prennent. Quatre noirs qui ignoraient cette ſingularité, mangèrent copieuſement de ce poiſſon, qu'ils avaient pris au mois de mai 1775, à l'embouchure de la rivière; ils furent bientôt pris de bâillemens, d'accablement & d'une telle faibleſſe, qu'ils ne purent ſortir de l'endroit où ils avaient fait leur repas. Comme ils étaient eſclaves, leur maître m'envoya chercher dès qu'il ſut ce qui leur était arrivé. Je trouvai leur pouls petit & lent; ils ſe plaignaient d'un grand froid, & bientôt après ils furent pris de friſſons, de convulſions aux extrémités, de délire & en même temps d'envie de vomir. Je leur donnai l'émétique, qui ne tarda point à produire l'expulſion de beaucoup de matières jaunes, coriaces, aſſez ſemblables à de la glue fondue, entremêlées de portions de poiſſon : leurs pouls devint alors prompt & plein, la ſueur parut quelque temps après, & le ventre s'ouvrit. Ils tombèrent enſuite dans un profond ſommeil, dont ils ſe réveillèrent preſque rétablis, excepté qu'ils étaient trop faibles pour pouvoir marcher ſeuls. Je ne leur donnai alors rien autre que quelques priſes de thériaque dans du vin de Madère, &, peu-à-peu, ils reprirent leurs premières forces. Un d'eux était plus mal que les autres, il avait les machoires un peu ſerrées, il avala l'émétique avec beaucoup de difficulté; & il ne put marcher que le troi-

laſſitude

laffitude de corps, en font promptement foulagés par le vomiffement, les felles ou la fueur. Or, d'après cela, il paraîtrait que la caufe de cette faibleffe eft ainfi chaffée hors du corps ; autrement il eft difficile de concevoir comment ces évacuations pourraient avoir un tel effet. Il me femble encore que la fièvre doit toujours fe terminer par la mort, fi l'on accorde que la débilité en eft la caufe prochaine ; car plus elle dure long-temps, plus le corps devient faible, & conféquemment plus la caufe de la fièvre devient rebelle, ce qui a lieu particulièrement, quand à elle viennent fe joindre les exhalaifons humides & putrides dont l'air eft empreint, & que tout le monde confidère comme les caufes éloignées, les plus mauvaifes de ces fièvres. On ne peut répondre à cette difficulté, qu'en reconnaiffant une âcrimonie comme la caufe prochaine de notre maladie. Toutes les fois, en effet, que la nature eft capable d'en délivrer le corps, ou que les remèdes peuvent la corriger, la fièvre ceffe, quoi-

---

fième jour après, ce qui provenait d'une légère paralyfie de fes jambes, qui fe diffipa peu-à-peu, comme la crampe qui l'avait occafionné. Il levait, par exemple, une de fes jambes pour faire un pas en avant ; mais au lieu de le faire, il la remettait au même endroit d'où il l'avait levé. Quelques noirs attribuèrent la gravité de la maladie de celui-ci, à la laite de ce poiffon qu'il avait mangé, partie qu'ils regardent plus venimeufe que n'en eft la chair,

G

qu'il refte une plus grande faibleffe qu'avant que la fièvre ne commençât.

Quoiqu'il y ait une légère probabilité que le premier qui a été attaqué de la maladie, l'ait eu par infection, cependant, comme il eft toujours incertain, fi réellement il a été infecté ou non, la probabilité n'en eft pas moins la même, quand il s'agit de décider s'il l'a eu fpontanément, & fi on la peut attribuer à une âcrimonie putrefcente, qui s'eft engendrée dans le corps, & que les caufes éloignées ont continuellement augmentée. La difficulté eft encore plus grande quand les malades ont éprouvé, quelque temps avant, un traitement mercuriel. Il eft, en effet, évident que comme la contagion peut provenir de la maladie, de même auffi la maladie peut avoir été produite d'abord, fi ce n'eft point au Sénégal, du moins à Gorée, par quelqu'autres caufes que par la contagion; or, je n'en connais point d'autre qu'une pareille âcrimonie.

La contagion d'homme à homme, me paraît cependant être plus fouvent la caufe prochaine, n'eft l'âcrimonie innée, qui n'a lieu que pour quelques-uns. L'effet prompt, que la contagion produit fur les corps qui en font fufceptibles, me l'a fait confidérer comme une caufe prochaine, & non point comme une caufe éloignée. Elle attaque fi indifféremment les hommes forts & vigoureux

comme les faibles, que s'il n'y avait point de probabilité que ceux qui, en apparence fains, puiffent
être plus ou moins difpofés à la maladie, par
l'âcrimonie putrefcente & cachée de leurs fluides,
on ferait porté à croire qu'il n'eft point néceffaire
d'une prédifpofition du corps pour en favorifer
l'action. On doit reconnaître cette prédifpofition,
quoique peu fenfible, d'après les règles établies en
Pathologie : qu'aucune caufe prochaine, telle que
la contagion, ne peut produire une maladie, fans
la prédifpofition; & qu'aucunes caufes prédifpofantes
ne peuvent affecter le corps, à moins qu'une caufe
prochaine, telle que l'âcrimonie, ne provienne des
effets d'une ou de plufieurs d'elles. Pour appliquer
cette doctrine au cas préfent, je penfe que la
conftitution de quelques-uns peut être affez bonne
pour détourner les effets des caufes prédifpofantes,
tel qu'un amas d'âcrimonie putrefcente, propre à
produire la maladie, mais qu'elle n'eft point capable
de réfifter à la contagion. Il y a, en effet, ici
quelque différence; car fi la contagion agit comme
un ferment, comme probablement elle agit, elle
infectera les corps d'une manière prompte, lorfqu'ils
participeront de la même nature que les corps d'où
elle provient, & qu'ils feront capables de fouffrir
le même mouvement inteftin, quoiqu'ils ne foient
que peu ou point difpofés. Il eft cependant difficile

de concevoir comment la contagion peut donner naissance aux humeurs âcres & corrompues, qui sont évacuées en si grande abondance, dès qu'elle a lieu, particulièrement chez ceux qui semblaient être en bonne santé, & qui ne présentaient pas la moindre apparence de prédisposition, avant qu'ils ne fussent infectés. Cependant, si l'on considère avec quelle rapidité roule, avec nos fluides, le poison de quelques reptiles, & combien promptement il les corrompt, lorsqu'il est appliqué à l'extérieur, ou qu'il pénètre l'intérieur par la morsure ou autrement, il paraîtra probable que la contagion puisse agir de même. En effet, quoique sa manière d'agir puisse être différente de celle de ces poisons, cependant je pense qu'on lui reconnaîtra la même qualité nuisible ; celle de corrompre les fluides en un très-court espace de temps (1). Quoi qu'il en soit, quand elle a lieu sur

____

(1) Ayant parlé de la rapidité de l'action du poison des reptiles, je saisirai l'occasion d'en rapporter un exemple bien singulier, que m'a détaillé une mulâtre de Gambie, à laquelle on peut ajouter foi. Elle envoya de bonne heure, le matin, un de ses esclaves à la forêt voisine, pour couper un peu de bois. A peine y avait-il une heure que cet homme était parti, qu'il revint en courant avec un aspect effrayant. Le sang lui coulait des oreilles, du nez, de la bouche & de la vessie : ses selles étaient sanguinolentes ; elles étaient accompagnées de coliques terribles. La femme surprise d'un

de fortes conftitutions, ou fur des fujets qui ne font pas convenablement prédifpofés à la maladie, je penfe, d'après mon expérience & d'après ce que j'ai vu arriver chez quelques autres, que cette âcrimonie peut être furmontée & chaffée au-dehors, foit par le feul pouvoir de la nature, ou par l'affiftance des remèdes, malgré néanmoins la rapidité de fon action : mais j'ai auffi obfervé que, quand ces fecours manquaient, ceux d'un tempérament fort & robufte mouraient généralement plus promptement que ceux qui étaient faibles.

Comme l'on a obfervé que dans le commencement de la faifon pluvieufe, nombre de perfonnes tombaient malades la nuit qui fuccède à un curagan (1), on a demandé fi ceux qu'on appelle

---

changement fi fubit, lui en demanda la caufe ; cet efclave, à l'agonie, lui montra une petite bleffure qu'il avait au pied, & lui dit que pendant qu'il allait à la forêt, il marcha fans s'en appercevoir, fur un ferpent qui le mordit au talon, qu'il favait, par l'efpèce du ferpent, que fa morfure ferait mortelle ; & que fa mort étant prochaine, il était accouru auffi promptement qu'il avait pu, pour mourir parmi fes amis ; ce que cette femme lui ayant accordé, il mourut environ une heure après. Je n'ai jamais vu cette efpèce de ferpent, mais, d'après la defcription que le noir en donna, il était environ de deux pieds de long, & d'une couleur noirâtre.

(1) Voyez B. Lind, Effay on difeafes incidental to Européans in hot climates.

G iij

tornados, contribuaient en quèlques manières, à produire la maladie qui prévaut pendant ce temps. J'ai remarqué que ceux qui étaient expofés à leur fureur, tombaient fouvent malades auffi-tôt après; je ne penfe cependant pas pour cela que ces ouragans foient chargés de quelques vapeurs nuifibles, comme le peuple fe l'imagine. Si cela était en effet, il s'en fuivrait que l'air en général en devrait étre infecté, ce qui ne paraît cependant point. Les Européens qui, d'après la coutume des habitans du pays, en évitent la première impulfion, en fermant les portes & les fenêtres de leurs chambres, en éprou-vent rarement auffi-tôt les mauvais effets. De plus, je ne vois point la néceffité de leur attribuer de mau-vaifes qualités, lorfque nombre d'autres caufes paraiffent plus que fuffifantes pour produire alors ces fièvres. Les Européens qui ont de l'expérience, font fi éloignés de regarder ces ouragans comme nuifibles, que lorfque le ciel eft couvert de nuages, & que le temps calme les accable, ils les defirent fouvent pour rafraîchir l'air & le renouveller; ils évitent cependant de s'expofer à leur premier choc. Les foldats n'ont pas la facilité de prendre un pareil foin d'eux; plufieurs couchent enfemble dans la même baraque; ils en laiffent les portes & les fenêtres ouvertes, pour rafraîchir l'air. Quand donc il vient, la nuit, un ouragan, ils fe lèvent fouvent entièrement nus, & tout en fueurs, pour

les fermer, & s'exposent ainsi à sa plus grande
fureur. Pour éviter les essaims de moskites, dans
leurs baraques, ils dorment encore, la nuit, sur
les bastions, ou sur le haut du quartier des officiers,
où souvent ils sont surpris par l'ouragan. Ils y sont
encore exposés quand ils sont en faction. Or,
comme l'ouragan occasionne un tel froid dans l'air,
qu'il fait descendre le baromètre presque momen-
tanément de sept à huit degrés, il doit avoir un
effet prompt & sensible sur ceux qui y sont exposés,
mais particulièrement sur ceux dont les fluides sont
en si mauvais état, qu'ils ne demandent qu'une légère
cause additionnelle & intérieure, pour produire la
fièvre. Ainsi, je pense donc que l'action immédiate
de l'ouragan, sur de pareils corps prédisposés, peut-
être regardée comme la cause occasionnelle de ces
fièvres, qui surviennent bientôt après.

Il me reste actuellement à dire quelque chose
sur la cure de la maladie. J'essayerai de le faire,
mais ayant averti, ci-devant, que la plus grande
partie des malades en moururent, & que peu en
revinrent, j'ai lieu de craindre que les diverses
méthodes curatives que j'ai employé sans succès,
ne puissent paraître de peu de conséquence. Cependant, comme nombre de remèdes qui ont été utiles,
en général, pour les autres fièvres, n'ont produit
aucun bien dans cette maladie, je pense qu'il ne
sera point hors de propos de les rapporter , ainsi

que le petit nombre que l'expérience m'a montré avoir quelques effets falutaires.

Je ne chercherai point ici fi les mauvais fuccès, dans le traitement de la maladie, ne doivent point être attribués à la négligence, au manque d'attention, ou à la crainte de l'évènement ; il fuffit de dire que M. Bishopp voyait les malades deux ou trois fois le jour. Une grande connaiffance de la théorie des maladies, & un long féjour en ce pays, lui donnaient une intelligence peu ordinaire, de celles qui y font fréquentes. Quoiqu'il n'ait point été heureux dans la maladie préfente, nombre de témoins actuellement vivans, ont éprouvé par eux-mêmes, fa fagacité à la traiter (1). Je puis dire en ma faveur, que j'ai toujours été parmi les malades, & que le danger de l'infection ne m'a point empêché de leur porter conftamment du fecours. Je n'ai pas eu l'occafion, quand j'y aurais été porté, d'imiter l'exemple donné par le célèbre Sidenham, qui s'abfenta de Londres, lorfque la pefte y féviffait. J'ai toujours rempli mon devoir. J'ajouterai que j'éprouvai tout ce que la raifon & l'expérience purent me fuggérer, mais l'inconcevable malignité de la maladie, éluda tous mes efforts, & furmonta

---

(1) *Non eſt in medico femper, relevetur ut æges :*
Interdùm doctà plus valet arte malum.

OVID.

prefque tous les remèdes qu'on lui put oppofer ; elle demandait fans doute un nouvel Efculape, qui en prévînt les fatales effets (1).

Soit que le malade ait été attaqué fpontanément ou par infection, il femble qu'il eft néceffaire pour le rétablir en fanté, de corriger l'âcrimonie des fluides, que j'ai regardé comme la caufe prochaine en premier lieu, & que je confidère comme produifant la contagion en fecond.

Je fuppofe que la correction phyfique eft une action par laquelle la matière eft élaborée & changée, de telle manière qu'elle perd fes qualités nuifibles, & devient plus douce & enfin moins nuifible. La Chymie préfente deux moyens de changer ainfi une telle matière : l'une, en la privant d'une ou de plufieurs de fes principes conftitutifs ; & l'autre, en lui mêlant & lui incorporant quelques autres fubftances d'une nature différente. Pour parvenir à ce but, il faut donc que l'un ou l'autre de ces procédés puiffent avoir lieu dans les fluides de la machine.

La nature eft l'agent le plus puiffant que l'on connaiffe dans le premier genre de correction ;

---

(1) *Scilicet utilium Medicina fcientia rerum*
    Promittit quam fæpé nequit preftare falutem,
    Et voluiffe fat eft.
    HERBENSTREIT, De antiq. Med. Carm.

fouvent, fans être aucunement aidée, elle fépare la matière âcre, nuifible & morbifique de la maffe des fluides, & l'expulfe hors du corps par les fueurs, le vomiffement, le dévoiement, & par d'autres voies : mais auffi il arrive fouvent qu'il lui manque des forces pour porter fon ouvrage à la perfection, & qu'elle ne peut le faire qu'on ne vienne à fon fecours. On a confeillé, en ce cas, de prefcrire des remèdes qui foient propres à faciliter fes efforts, & qui tendent à l'aider dans l'expulfion de la matière peccante, à travers les iffues qu'elle médite & manifefte quand toutefois on les trouve convenables (1).

La bile que la nature s'efforce, dès le commencement de la maladie, de chaffer au-dehors par le vomiffement, femble indiquer les émétiques. Plus ils paraiffent être néceffaires chez quelques malades, plus auffi les efforts de la nature femblent infructueux. On les donna donc de différentes efpèces & à différentes dofes, dès que la maladie commença à févir, dans la vue d'affifter la nature, & dans l'efpérance que les envies de vomir cefferaient, & qu'il s'en fuivrait une intermiffion de la fièvre après leur opération, comme il arrive ordinairement dans les fièvres bilieufes, qui font les maladies communes

---

(1) Quæ ducere oportet, quò maximè vergant eò ducenda per loca convenientia. *Hipp. Aph. 11. fect. 1.*

du pays , quand les pluies ne font point trop abondantes. Mais les efpérances furent vaines. Les mouvemens convulfifs de l'eftomac , ne cefsèrent point
après le temps ordinaire qu'on accorde à l'opération
des émétiques , la bile continua à être rejettée en
grande abondance ; fa couleur naturelle fe changeait
infenfiblement en une plus foncée. L'expérience me
fit voir que les vifcères qui fervaient à une excrétion
fi extraordinaire, ne pouvaient fupporter une telle
violence d'action pendant long-temps , fans en
fouffrir eux-mêmes ; & j'apperçus clairement que
la nature , au lieu d'être aidée dans fes efforts par
les émétiques , n'en était que plus contrainte.
L'eftomac , en effet , étant en quelque façon
tourmenté par les vomiffemens continuels & répétés,
s'enflammait bientôt , & je-penfe que le foie ne
tardait point à participer du même vice. Les fymptômes qui me firent croire qu'il était furvenu une
inflammation à l'un & à l'autre de ces vifcères,
furent la douleur & la chaleur brûlante dont les
malades fe plaignaient dans la région de ces vifcères,
la foif inextinguible, le hoquet continuel , &c.
Je crois encore que la bile devenait plus foncée
à proportion de l'extenfion du foyer inflammatoire
du foie. Il eft , en effet, probable que l'inflammation du foie prive ce vifcère de l'exercice convenable de fes fonctions, & qu'ainfi quelques globules
fanguins peuvent entrer enfemble & tumultueufe-

ment avec la bile mal formée, dans les conduits biliaires, & lui donner une couleur plus ou moins obſcure, en proportion de ce qu'elle lui eſt plus ou moins mêlée. Je ſuppoſe de plus, que la bile ainſi conditionnée, eſt coagulée dans l'eſtomac ou dans les inteſtins, par les ſucs gaſtriques, & peut-être par les boiſſons acides dont les malades font uſage. Elle paraît toujours, en effet, ſous forme grumeleuſe, ou en petites maſſes qui flottent ſur les matières que les malades rejettent par en haut, ou qui ſe font jour par en bas, vers la fin de la maladie.

Pendant le vomiſſement, ou après les efforts d'un violent, la ſueur coulait quelquefois en abondance : elle était ordinairement d'un bon augure quand elle était modérée dans le commencement, & avant que le foie ne fût enflammé, & quand la rémiſſion de la fièvre, auſſi bien que la ceſſation du vomiſſement, avaient lieu en même temps, ou après, mais c'eſt ce qui arrivait rarement. Cette ſueur n'apportait aucun ſoulagement chez beaucoup de malades, & pendant qu'elle coulait, ni les fièvres ni le vomiſſement ne s'appaiſaient. Il ne fallait donc point s'attendre que la nature délivrât par ce moyen le corps de la matière morbifique, c'était plutôt un ſigne de ſa faibleſſe & de ſon accablement. Il n'y avait pas plus à compter ſur les efforts qu'elle eût pu faire en tentant d'autres voies de décharges. Les ſymptômes devenaient généralement plus mauvais;

l'inflammation du foie, de l'eftomac, & peut-être des inteftins, fe tournait en gangrène ; alors la putréfaction de tout le corps & la mort fuivaient bientôt.

La nature donc n'étant point capable, ni par elle-même, ni par le fecours des remèdes, de féparer l'âcrimonie du refte des fluides, & de l'expulfer hors du corps, fans produire en même temps des maladies locales les plus graves dans les vifcères qui fervent à cette action, il paraiffait néceffaire de chercher un autre moyen de correction, & d'effayer fi les fluides âcres ne pouvaient point être améliorés en les mêlant & les incorporant avec d'autres fubf-tances d'une nature différente. Mais comme nos fens ne font point affez fubtils pour déterminer le caractère particulier des âcrimonies qui s'engendrent dans les fluides, & comme, pour les mêmes raifons, nous ne pouvons juger quels font les remèdes les plus propres à les corriger, nous fûmes obligés de recourir à l'expérience qui nous indiqua quels font ceux d'entr'eux qui pouvaient répondre à ces vues, ce que nous n'euffions point fait, fi nous euffions déjà éprouvé les effets falutaires de quelques-uns, & que nombre d'exemples euffent établi leur vertu dans quelques maladies analogues.

On compte le quinquina dans le premier rang des remèdes dont on a éprouvé les vertus dans les fièvres qui tendent à la putridité. Il a été généra-

lement donné avec fuccès, & nous favons actuellement qu'il a , non-feulement le pouvoir de réfifter
à la putridité , mais encore celui de fortifier les
folides. On fuppofe que le premier de ces effets a
lieu par le changement de nature des fluides , &
que le dernier n'en eft qu'une fuite néceffaire.
Quoi qu'il en foit, l'opinion des Médecins, à ce fujet,
varie fingulièrement ; quelques-uns penfent que ce
remède ne fait que fortifier les folides , & qu'ainfi
ils acquièrent plus de force pour dompter les
qualités nuifibles des fluides. Je crois qu'il eft plus
que probable qu'il agit également fur les folides &
fur les fluides , & qu'en même temps il fatisfait
également à ces deux intentions. Cependant, quelque
foit fa manière d'agir , il eft un puiffant correctif
dans l'une comme dans l'autre cas. Je fuis convaincu,
d'après l'expérience , des effets furprenans qu'il a
opéré dans la maladie préfente , quand il était donné
le plus promptement poffible. Mais il fe préfentait
ici deux obftacles , dont l'un s'oppofait à fon ad-
miniftration , & l'autre en prévenait les effets ; je
veux parler de la continuité de la fièvre qui ne
laiffait point de relâche , & du vomiffement continuel.

Nombre de praticiens ont obfervé , comme moi,
que le quinquina donné dans le paroxyfme d'une
fièvre , produifait fouvent des obftructions dans
les vifcères , mais particulièrement dans le foie &

la rate, & que ces obſtructions dégénéraient aſſez ordinairement en une ſuppuration mortelle, ou en hydropiſie & en d'autres maladies chroniques (1). Auſſi les médecins cliniques conſeillent-ils de ne donner le quinquina que pendant l'intermiſſion, ou au moins pendant la rémiſſion de la fièvre. Le précepte eſt excellent ; mais la maladie eſt ſi violente, qu'elle n'a pas la moindre intermiſſion ou rémiſſion chez la plupart des malades, & que ce ferait en vain qu'on attendrait une pareille circonſtance, le malade étant dans le cas de périr avant qu'elle arrive. Comme il ſe préſente ici deux maux, & qu'en voulant éviter l'un, on peut donner dans l'autre, il eſt donc raiſonnable de préférer celui qui eſt le moindre ; conſéquemment on doit donc donner le quinquina pendant la fièvre.

Mais le vomiſſement continuel devint un autre obſtacle à l'adminiſtration de cette écorce qui ne pût alors avoir aucun effet, puiſqu'à peine était-il pris ſous une forme quelconque, qu'il était auſſi-tôt

---

(1) On obſerve que l'aſcite, ainſi que l'anaſarque, ſont des maladies rares au Sénégal, & quand elles ſe manifeſtent, les malades ne peuvent les ſupporter long-temps ; ils y ſuccombent bientôt. La chaleur de la ſaiſon qui excite la ſueur & la perſpiration, & qui prévient l'amas des eaux dans le corps, paraît être la cauſe de ſa rareté, & la même chaleur, en avançant la putréfaction des eaux ſtagnantes quand il y en a, accélère encore la mort.

rejetté. Cet inconvénient était le même pour les autres remèdes comme pour le quinquina. On en essaya plusieurs dans la vue de rafraîchir le corps, & d'amener une intermission dans la fièvre : on donna tour-à-tour les potions nitrées, les mixtures salines, les juleps camphrés & d'autres qu'on recommande à ce dessein, mais le vomissement les privait de l'efficacité qu'on en attendait. J'essaiyai pour guérir ce terrible symptôme, le sel d'absynthe dissout dans une petite quantité d'eau, & saturé de sucre de limon, que je donnai pendant l'effervescence ; & néanmoins ce remède qu'on a toujours regardé comme infaillible en pareil cas , ne put rien contre lui. Je donnai encore sans succès quelques gouttes d'huile de menthe poivrée, dont je fis une potion, en y ajoutant de l'eau & du sucre ; j'essayai encore d'autres remèdes , & je ne fus pas plus heureux. J'ai toujours remarqué qu'il ne cessait spontanément que lorsque les puissances de la nature étaient entièrement opprimées ; il survenait alors un hoquet fâcheux qui durait jusqu'au moment de la mort. Cependant , avant de rien entreprendre pour la cure de cette maladie , il était absolument nécessaire d'éloigner ce symptôme autant qu'il était possible. Or, comme il semblait être produit par la maladie , comme cause immédiate , on ne pouvait parvenir à ce but sans éloigner celle-ci. Il est un remède, l'opium , qui , bien qu'il ne puisse

éloigner

éloigner la cause de la maladie, néanmoins a la vertu de diminuer tellement le sentiment & l'irritabilité des nerfs, qu'il produit de cette manière la cessation des mouvemens convulsifs de l'estomac & des parties adjacentes, & assoupit pour ainsi dire la nature, tant que son effet continue. De semblables propriétés le doivent donc faire regarder comme un remède propre à combattre la maladie actuelle. On le donnera donc, ou encore mieux le laudanum, qui étant sous forme fluide, répond mieux aux vues qu'on se propose, en doses convenables, qu'on répétera aussi souvent qu'il sera rejetté, jusqu'à ce que le vomissement cesse. Quand on en est venu à ce point, on prescrit aussi-tôt le quinquina, & pour prévenir le retour du vomissement, on y joint de temps en temps le laudanum. Quand l'estomac paraît être entièrement tranquillisé, on donne le quinquina, ou sa teinture, dans un véhicule convenable, sans laudanum. Celle d'Huxam mérite la préférence sur toutes les autres. Il faut pendant ce temps porter une grande attention à ce que la bile, ou d'autres humeurs morbifiques, ne s'accumulent dans les intestins. Si donc la nature est lente à les évacuer par les voies ordinaires, on l'aidera par des remèdes convenables ; mais pour que l'estomac ne puisse être encore stimulé par des médecines irritantes, & que la bile âcre, dès qu'elle est versée dans le duodénum, puisse être

H

entraînée par en bas , on préférera les lavemens à tous les autres évacuans. Cependant quand la maladie prend un caractère favorable , que l'eſtomac a été pluſieurs jours ſans reſſentir aucun trouble, on pourra preſcrire un laxatif de manne , de rhubarbe & de crême de tartre , ou autre ſemblable. La boiſſon pendant la fièvre ſera rafraîchiſſante & antiſeptique. L'eau d'orge avec le rob ou le ſuc de limon adouci avec une ſuffiſante quantité de ſucre ou de miel , eſt des plus convenable. Dès que la fièvre ſera diſſipée , le malade prendra de temps en temps un verre de vin du Rhin , ſi l'on en peut avoir , & quelques nourritures qui puiſſent relever ſes forces (1). Le vin eſt un excellent remède alors , quoique j'en aye éprouvé les mauvais effets pendant la fièvre , excepté cependant celui du Rhin (2). La meilleure nourriture à conſeiller alors ,

---

(1) In morbo qui plus virium aufert celerius cibus dandus eſt itemque eo cœlo , quo magis digerit. Ob quam cauſam in Africâ nullo die æger abſtineri recte videtur. *Celſus , lib. 3 , cap. 4.*

(2) Deux ou trois ſoldats avaient réſervé , avant de tomber malade , leur ration de vin de Ténérif, qui conſiſtait en une pinte par jour , & ils en avaient ainſi amaſſe un gallon & plus. Ils le mêlèrent avec une ſuffiſante quantité d'eau , & en firent uſage pendant la fièvre , comme d'une boiſſon ordinaire : ils y furent déterminés dans l'intention d'éprouver quel effet il pourrait avoir ; mais il aggrava les ſymptômes, & accéléra leur mort.

est celle qui , non-seulement est d'une facile digestion , mais qui contribue encore à l'amélioration du sang. Comme il n'y a point un grand choix à en faire au Sénégal , l'eau épaisse de gruau délayée avec une suffisante quantité de vin du Rhin , & adoucie avec du sucre ou du gruau de bled de Guinée , que les naturels entendent très - bien à préparer , en lui ajoutant les ingrédiens ci-dessus rapportés , répondront on ne peut mieux à cette intention.

Quoique je recommande cette méthode curative comme la meilleure , & que ce soit celle que je suivrais si je me trouvais encore dans les mêmes circonstances , je n'ai point cependant de preuves suffisantes de son efficacité , qui puissent m'y faire fixer dans d'autres. Je l'ai vu réussir chez deux malades , mais aussi je l'ai vu manquer chez un ; le dernier , il est vrai , était entièrement abattu par le vomissement , avant de prendre le laudanum. Il était au troisième jour de sa maladie ; je commençai par lui donner ce remède , & dès qu'il eut arrêté le vomissement & le hoquet , je lui donnai le quinquina. Vers le quatrième ou cinquième jour, tout son corps , mais particulièrement son visage , commença tellement s'enfler, que ses yeux se fermaient entièrement, sa poitrine devint d'un jaune mêlé de verd & de bleu ; il ressemblait à un cadavre qui commence à se putrifier, dans lequel l'air se développe & élève la peau : circonftance que je n'ai point obfervé chez d'autres malades. Il vint le fixième jour un hoquet, ou plutôt des rots, & le malade expira le feptième.

La maladie commençait à calmer fa fureur quand j'éprouvai les bons fuccès de cette méthode fur les deux malades ci-deffus, ainfi je n'ai point eu d'occafion de les confirmer davantage par de nouveaux effais. Je ne puis affurer, par cette raifon, fi ces fuccès doivent être attribués à ce traitement, ou plutôt à l'infalubrité de l'air qui fe ferait diffipée.

Je ne me crois cependant point blâmable pour n'avoir point adminiftré plutôt le laudanum. Que peut faire de mieux, en effet, un jeune Praticien, que de fuivre les règles & les préceptes établis par les maîtres confommés de l'art. La maladie était fi aiguë d'ailleurs, qu'il n'y avait pas de temps pour délibérer ou pour changer les remèdes. La mort des malades qui me prévenait fouvent, doit, d'après Celfe, diminuer beaucoup mes torts (1). Les rafraîchiffemens & les faignées paraiffaient néceffaires dans le commencement de la fièvre ; la préfence de la bile indiquait les émétiques, & d'autres

---

(1) Magis tamen ignofcendum medico eft parum proficienti in acutis morbis quàm in longis. Hic enim breve fpatium eft, intrà quod, fi quod auxilium non profuit, æger extinguitur. *Lib.* 3, *cap.* 1.

fymptômes différens remèdes : on les donnait tour-à-tour, mais fans aucun fuccès. On effaya auffi le camphre, le fucre, & nombre d'autres remèdes, pour appaifer les mouvemens convulfifs de l'eftomac, mais ce fut encore en vain. Ce que difent de l'opium les auteurs les plus célèbres, qu'il empêche les opérations de la nature, & arrête fes efforts falu-taires (1), me détourna de fon ufage. Enfin, quand je vis tous les remèdes échouer, & que les envies de vomir étaient, de tous les mauvais fymptômes, celui qu'il était le plus difficile d'appaifer, je m'hafardai à le donner, & il eut le fuccès que j'ai rapporté.

J'ai eu lieu de croire, depuis ce temps, que la

---

(1) Quamvis enim febre vigente quæ ναρκωσεοι vi prædita funt non omnino profunt neque deftinatum a medico fcopum feriant : tamen oportunè & in declinatione morbi adhibita præclaros effectus edunt : antea verò prodeffe non poffunt partim quia fermentationem vi atque impetu procurrentem fiftere nequeant, partim verò (quod quidem majoris adhuc momenti eft) materiæ peccanti tunc temporis maffæ fanguineæ æquabiliter admiftæ ufque verfus feparationem adhuc ver-genti, ab exhibito hujus modi medicamento manus injicitur adeoque depuratio illa tantoperè expectanda impeditur. *Opera Sydenh. fect. 1, cap. 4, de febre continuâ.*

Opiata & leniora, quibus fpafmus coercetur hoc in cafu fummâ cum cautelâ propinanda funt ne motus coctioni con-veniens fupprimatur. *Ludwig. Inft. Med. Clin. de febre cœ-tarrhali malignâ.*

vertu de quinquina augmentait plutôt qu'elle ne diminuait par l'addition de l'opium. J'ai observé, en effet, que le quinquina arrête très-souvent la transpiration, quand on le donne seul ; mais qu'il l'excite à l'avantage du malade, quand on l'unit à une petite dose d'opium. Le bon succès qui est résulté du mélange de l'opium au quinquina, dans une mortification des orteils, & dans laquelle le quinquina seul avait échoué, prouve encore que sa vertu antiseptique a dû être augmentée par l'addition du premier de ces remèdes (1). On a dit aussi que l'on prescrivait avec succès l'opium, de la même manière que je l'ai proposé dans la fièvre jaune, qui sévit quelquefois si cruellement dans les Indes occidentales, & dont le vomissement est un des plus mauvais symptômes : je n'ai point eu jusqu'à présent l'occasion d'observer la vérité de ce fait (2).

Il est, je pense, assez peu nécessaire d'exposer la conduite que doivent tenir les convalescens. On conçoit assez qu'ils doivent être attentifs sur leur régime & leur nourriture ; & que pour reprendre leurs forces, & corriger l'état de putrescence de leurs

---

(1) Pott on mortification of the toes and feet.

(2) Voyez quelques extraits des écrits du D. Bruce dans les Essais du D. Lind, sur les maladies qui arrivent aux Européens dans les climats chauds.

fluides , ils doivent continuer long-temps à prendre des cordiaux & des antiseptiques convenables. Les plus à préférer de tous, font la teinture ftomachique, ou la teinture de quinquina d'Huxam , un bon verre de vin , particulièrement de celui du Rhin. Ils doivent encore faire attention à ce que les appartemens où ils demeurent, & ceux où ils couchent, foient fecs, & à ne point fe promener trop tôt en plein air. Ils préviendront , en employant ces précautions, les réfultats de cette maladie, ou le fcorbut qui pourrait lui fuccéder.

Ayant ainfi parlé fort au long des malades chez qui le vomiffement commençait avec la fièvre , & augmentait pendant les deux ou trois premiers jours, & ayant traité des moyens de la traiter, qui ont le plus réuffi , je parlerai d'une manière concile , des malades qui ne fe plaignaient dans le commencement que d'un malaife à l'eftomac , de peu de conféquence, accompagné d'une douleur fourde & brûlante dans la région qu'il occupe , mais qui étaient pris fubitement le fecond ou le troifième jour, de convulfions terribles , de vomiffement & de dévoiement qui fe terminaient en peu d'heures par la mort. Je défirerais pouvoir propofer un traitement certain pour prévenir un fi terrible évènement, mais je dois avouer que tous les remèdes que j'affayai furent fans aucun bon fuccès. Je fuppofe que l'inflammation du foie , qui était occafionné

H iv

chez la plupart par les vomiſſemens auxquels ils étaient ſujets, avait lieu originairement dès le commencement de la fièvre. Leur pouls était alors généralement dur, plein & prompt; ils paraiſſaient avoir de grandes anxiétés & beaucoup de malaiſes, ils changeaient ſouvent leur lit de place, ils le quittaient de temps à autre & ſe promenaient au milieu de leur chambre : leur peau était communément sèche, excepté au viſage & au col, où il paraiſſait de temps à autre de légères ſueurs : leurs urines, en général, étaient ſupprimées ; ils étaient ſerrés, mais ils rendaient beaucoup de vents par haut & par bas. La ſaignée qui paraiſſait indiquée ici, fit plus de mal que de bien : elle excitait des convulſions & un vomiſſement de matières que j'ai appellé *bile noire*, & que j'ai décrit ci-deſſus. Un ſoldat qui préſentait les ſymptômes ci-deſſus, & qui n'avait point de vomiſſement, fut ſaigné le ſecond jour de ſa maladie ; il tomba en faibleſſe pendant l'opération, & fut immédiatement pris de vomiſſement & de convulſions qui le firent périr en peu d'heûres. On donna à d'autres une infuſion chaude de baume, du camphre & nombre d'autres remèdes, dans la vue d'exciter la ſueur ; mais ce fut ſans aucun bon ſuccès. J'appréhendais de donner dans le commencement les émétiques & les purgatifs, craignant, non ſans raiſon, qu'ils ne puiſſent provoquer le vomiſſement, & l'enraciner encore plus. Les lavemens doux n'avaient aucune efficacité, & quand ils étaient compofés de fubftances ftimulantes, les effets dont ils étaient fuivis, étaient de la plus mauvaife efpèce. En effet, par l'irritation qu'ils excitaient, les matières étaient mifes en mouvemens & verfées dans le duodénum ; l'évacuation qui s'en faifait par les felles, au lieu de devenir falutaire, caufait auffi-tôt des convulfions, le vomiffement, le dévoiement qu'accompagnait la privation entière des fens. Les convulfions s'appaifaient quelquefois peu de temps après, & le malade femblait plus tranquille, quoiqu'il ne fût point encore revenu à lui-même : mais elles reprenaient bientôt enfuite, & avec plus de furie ; le pouls commençait à trémouffer, & la mort s'en fuivait.

Ayant rapporté les mauvais effets de la faignée dans les cas où il n'y avait point de vomiffement, & comment elle femblait exciter les convulfions, je penfe qu'il eft convenable d'obferver ici que je l'ai vu faire plus de mal que de bien, dans tous les temps de la maladie, chez prefque tous les malades. Quoiqu'elle fût indiquée par la plénitude, quelquefois la dureté du pouls, & par la force de tout le fyftême artériel en général, l'expérience m'a démontré que ces fymptômes étaient trompeurs ; en effet, après la faignée, le pouls, en général, tombait fi bas, que les cordiaux les plus actifs ne pouvaient plus enfuite le relever. Le petit nombre

de malades qui furent faignés, & chez qui cette évacuation femblait être la plus indiquée, moururent,
excepté un chez qui la maladie fembla fe porter fur
les poumons, & y occafionner une grande fuppuration. Après avoir langui long-temps, il commença
peu-à-peu à fe rétablir. Les petites faignées avaient
prefque les mêmes effets que celles qu'on faifait
modérément. Je les éprouvai, voyant le bien que
les faignemens du nez procurèrent, à deux malades
dont j'ai rapporté ci-devant l'hiftoire, dans la perfuafion que je pourrais imiter le travail de la nature,
en excitant de femblables évacuations ; mais je fus
trompé dans mon attente, & je fus dès-lors convaincus
de ce qui a été fouvent confirmé par l'expérience,
que les excrétions produites par la nature, & leurs
effets fur le corps, font entièrement différens de ceux
que l'art procure. Les Chirurgiens François, qui
faignent dans prefque toutes les fièvres continues,
ne manquèrent point leur coutume dans la maladie
qui régna à Gorée, chez tous ceux de cette nation;
mais leur pratique était moins heureufe que la nôtre,
puifque, proportion gardée, ils perdirent plus de
monde que nous.

Les véficatoires firent auffi plus de mal que de
bien ; aucun de ceux à qui on les appliqua, ne revint
de la maladie. On conçoit ce à quoi on peut en
attribuer les mauvais effets. Il eft reconnu que les
cantharides contiennent une fubftance âcre & réfi

neufe, qui abonde en principes falins, dont l'action fur la peau forme des véficules (1). Mais pendant qu'elles opèrent cet effet, quelques particules de cette fubftance âcre & ftimulante, qui eft peut-être le principe falin, eft repris par les pores abforbans de la peau, & eft entraînée dans le torrent de la circulation. Cette abforption fe manifefte par l'altération du pouls, la douleur qui affecte particulièrement la veffie & les organes qui fervent à la fécrétion comme à l'excrétion des urines. Ces particules abforbées, de quelque nature qu'elles foient, contribuent fans doute à la diffolution du fang, fur-tout chez ceux dont ce fluide y a déjà une tendance. C'eft ce dont nous pouvons être convaincus en obfervant les effets qu'ont les cantharides, quand on les prend intérieurement. Elles ftimulent & irritent les nerfs d'une manière furprenante; elles augmentent & accélèrent le pouls à un très-haut degré, & raréfient les fluides outre mefure. Les folides, en conféquence, font dans une extenfion contre nature, & tellement dilatés, qu'ils font incapables de reprendre leur propre élafticité. J'eus

---

(1) In parte refinofâ etiam minimâ quantitate inhærent (fcilicet cantharidibus) acredo cauftica & virtus unicè prope modùm quærenda eft eadem implicito principio falino valdè turgida reperitur. *Fundam mat. med. Frid. carth. tom.* 1, *fect.* 10, *cap.* 13.

occafion de voir une preuve de cette affertion, lorfque j'étais à Paris. Un homme de naiffance, d'une conftitution forte & robufte, n'étant point fatisfait de fes propres forces, voulut s'en procurer de nouvelles pour mettre à exécution fes proteftations amoureufes. Il prit donc une petite dofe de cantharides en poudre, avant de tenter à fatisfaire fes defirs. L'effet attendu eut lieu ; la femme fouffrit le lendemain une telle douleur aux reins & au pudendum, occafionnée par la fatigue & l'excoriation, qu'elle ne pouvait remuer. Le combattant fut auffi-tôt pris d'une fièvre continue, accompagnée de fymptômes de putridité, dont il mourut peu de jours après. On croira peut-être que la faibleffe occafionnée par la trop grande répétition du coït, était la caufe de la maladie. J'accorde qu'elle a pu y contribuer ; mais j'ofe dire que la même maladie aurait eu lieu, felon un degré donné, s'il fe fût abftenu de combattre. Mais cette caufe, unie aux effets des cantharides, a produit la diffolution du fang & une dilatation extraordinaire du fyftême artériel. Toutes les artères, en effet, parurent fingulièrement dilatées à l'ouverture de fon corps ; le cœur était près du double de fon volume ordinaire. On a généralement trouvé une pareille augmentation, du cœur & des autres vifcères, chez ceux qui font morts de la pefte, du fcorbut & des autres maladies putrides. Or, comme les cantharides peuvent produire des maladies dont les effets foient pareils , je penfe qu'en raifonnant d'après l'analogie , on peut dire que comme ces maladies ont une tendance à la putréfaction pareille à celle dont je parle , elles ne fauraient qu'empirer par l'application des véfica‑ toires , qui eft toujours fuivie de l'abforption de leurs parties conftitutives. Mais à ce mauvais effet des véficatoires , il en furvenait un autre qui n'était pas moins grave. Les ulcères qu'ils produifaient de‑ venaient bientôt gangréneux , aucun remède ne pouvait prévenir cette iffue ; ils rendaient une fi mauvaife odeur , que ceux qui les panfaient cou‑ raient grand rifque d'être bientôt infectés : c'eft ce dont j'ai rapporté un exemple dans les remarques que j'ai fait au commencement de ce Traité.

Je n'ai ouvert aucun de ceux qui font morts ; on en devine facilement la raifon. Ils étaient géné‑ ralement fi pourris , qu'on ne pouvait s'hafarder à les ouvrir fans courir le plus grand danger d'être infecté par les exhalaifons qu'ils auraient répandu. On était obligé d'enterrer , la nuit , à la lumière d'une lanterne , ceux qui mouraient vers les fept ou huit heures du foir ; autrement , fi on les eût gardés jufqu'au lendemain matin fans le faire , per‑ fonne n'eût pu les approcher. Je me crois donc fuffifamment difculpé d'en avoir négligé l'ouverture, & fatisfait d'avoir évité la contagion jufqu'alors , j'avouerai que j'étais loin de m'y expofer par la diffeçtion.

Après avoir rempli l'objet que je m'étais propofé, autant que me l'ont pu permettre mes forces, je penfe qu'il n'eft point hors de place de joindre ici quelques obfervations fur les remèdes prophylatiques, & fur tous les moyens qui peuvent contribuer à prévenir la maladie. Quoique la manière dont elle févit indiftinétement, puiffe faire croire à leur peu d'efficacité dans le cas préfent, cependant, comme je penfe en avoir moi-même éprouvé les bons effets, je ne puis accorder qu'ils foient entièrement inutiles.

Il paraît néceffaire pour prévenir la maladie, d'éloigner les mauvais effets des caufes prédifpofantes dont les principales font les qualités nuifibles des fluides, & le relâchement des folides. Le quinquina paraîtrait être le remède le plus convenable pour les deux cas ; mais il arrive fouvent qu'il arrête la perfpiration & caufe la conftipation. Il occafionne encore quelquefois une chaleur défagréable dans le corps, & affez fouvent des maux de tête : il excite aufli des boutons douloureux fur la peau, accompagnés d'inflammation affez confidérable ; c'eft en conféquence de ces mauvaifes qualités, que je l'ai toujours vu exciter les fièvres au lieu de les prévenir. Il eft vraifemblable qu'un pareil effet, fi différent de celui que ce remède produit quand on le donne dans les fièvres, est dû au défaut des évacuations critiques que tente la nature lente & aidée de l'art, & qui ont ordinairement lieu dans le dernier cas, avant son administration. Le quinquina ne pouvant remplir les vues qu'on se propose, il faut donc chercher quelqu'autre remède qui, ayant les mêmes vertus, soit privé de ses mauvaises qualités. Je pense l'avoir trouvé, en quelque degré, dans la salsepareille ; sa décoction m'a paru avoir un meilleur succès que le quinquina : elle n'excite pas seulement la transpiration, mais encore la sécrétion des urines : elle ressout les obstructions des viscères & des glandes, elle corrige l'âcrimonie du sang, & je ne puis m'empêcher de croire qu'elle ne fortifie également les solides : elle agit sans trop stimuler, & d'une manière presque imperceptible ; & par cette raison, elle est préférable à tous autres remèdes plus énergiques, qui souvent, en troublant l'économie du système, excitent des maladies, au lieu de les prévenir. Quoiqu'on ne puisse guères démontrer par l'analyse chimique, les principes d'où dépendent ces grandes vertus (1), l'expérience ne nous a pas moins enseigné qu'elle les possède. Elles se manifestent sensiblement chez ceux qui sont infectés du mal vénérien, & qui, réduit au dernier degré d'émaciation par le mercure, reviennent promptement à leur

---

(1) Voyez *Fundamenta mat. med. Frid. Cartk.*

première santé, par l'uſage de la décoction de ſalſepareille. Le ſang, chez ces malades, eſt quelquefois
diſſous; les ſolides ſont relâchés. Leur état ſe rapporte
donc en partie, à celui que j'ai ſuppoſé être capable de
produire ſpontanément la maladie dont j'ai entrepris
le détail. Il n'eſt donc point étonnant que les perſonnes qui ont été les premières attaquées de la
maladie, ſoient celles qui peu avant avaient ſubi
le traitement mercuriel, ou le ſubiſſaient encore,
ainſi que je l'ai rapporté dans les remarques que
j'ai donné au commencement de ce Traité.

La ſalſepareille, outre les vertus ci-deſſus rap-
portées, a encore le pouvoir de réſiſter à la contagion. Peut-être ce pouvoir n'eſt-il rien que le
réſultat de ſes bons effets ſur les fluides. Cette
opinion que je dois à l'expérience, n'eſt pas nouvelle;
elle ne m'appartient point non plus. Dioſcorides dit
qu'on peut réfracter l'action des poiſons, en faiſant
uſage des feuilles & des fruits de la ſalſepareille (1).
Si cette aſſertion eſt vraie, on peut ſuppoſer avec
raiſon que la racine dont les vertus étaient peut-être

---

(1) Folia & acini ſimilaris aſperæ, farſaparillæ, & ante
& poſt epoti, venenotorum antidota ſunt. Tradunt ſi infan-
tibus ſemper in lucem editis, quid ex his tritum propinetur
nulla poſt modum venena nocitura. Inciditur etiam ad alexi-
pharmaca id eſt ad ea medicamenta quibus venena accentur,
Pedarius Dioſcorides, de ſmilace aſperá.

ignorées

ignorées de Diofcorides , peuvent avoir les mêmes propriétés, & pouvoir ainfi prévenir la contagion que l'on peut confidérer comme un poifon. Je fuis porté à croire que la racine furpaffe en vertu les feuilles & les graines des bayes , autrement je ne puis concevoir comment ces dernières font tombées en défuétude, & qu'on leur a fuppléé les racines.

Je confeillerois donc à ceux qui réfident dans des climats auffi chauds que celui du Sénégal, de commencer l'ufage de la décoction de falfepareille quelques femaines avant que la pluie ne vienne , & de le continuer pendant toute cette faifon. Je n'affurerai cependant pas que le confeil aye toujours un fuccès-infaillible lorfqu'il eft mis à exécution ; j'ai moi-même l'expérience du contraire, ainfi que je le rapporterai : mais je penfe néanmoins que ce remède répondra plus que tout autre à cette intention. Une once de cette racine bouillie dans cinq demi-feptiers, qu'on réduit à une pinte, & dont on boit la moitié le matin , & l'autre le foir, fera la dofe fuffifante. On aura grand foin en mêmetemps , que la digeftion fe faffe convenablement. En effet , quoique la décoction de falfepareille n'affaibliffe point l'eftomac , comme on le prétend , il fera toujours prudent d'éviter toutes efpèces de nourriture de difficile digeftion. On fera encore bien de donner une petite prife de rhubarbe, de temps en temps, pour aider l'eftomac à faire fes fonctions ,

I

pour nétoyer les inteſtins, & exciter l'excrétion de
la bile. Il faut conſeiller ſur-tout, un verre de bon
vin à dîner, rien, ſelon moi, ne contribuant plus
à donner des forces à tous les ſyſtêmes de la machine. Un verre de Punch, particulièrement celui
qu'on fait avec l'acide du tamarin au lieu de limon,
eſt auſſi très-efficace. Le vin du Rhin, mis aux eaux
de Pyrmont, qu'on adouci avec un peu de ſucre,
forme une boiſſon rafraîchiſſante & très-ſaine, qu'on
peut prendre entre les repas ; mais comme elle
reſſerre un peu, elle peut ne point convenir également à tous. On peut prendre dans les repas ſeu-
lement, un verre de Porto, évitant d'en faire uſage
pour boiſſon ordinaire, à cauſe de la difficulté qu'il
aurait à paſſer, quoique néanmoins il ſoit très-
convenable pour le rétabliſſement des convaleſcens.
Il faut éviter avec le plus grand ſoin l'intempé-
rance dans le boire & le manger, & dans l'acte
vénérien, mais particulièrement encore dans les
exercices & les travaux du corps. Les ſueurs abondantes que ces deux derniers excès occaſionnent,
ne manquent jamais de produire inſenſiblement une
dégénéreſcence de l'état ordinaire du ſang, & une
faibleſſe dans la trame des ſolides. J'ai ſouvent
obſervé que les forgerons, les aggeurs & les autres
perſonnes qui ſont employés à des travaux pénibles,
ou qui ſe ſont épuiſés dans les fatigues qu'entraînent
les différens genres de commerce auxquels ils ſe

font adonnés pendant la faifon de féchereffe, étaient ordinairement attaqués de fièvres malignes la faifon des pluies fuivante, & qu'ils y fuccombaient. Ils ne reffentaient cependant point le moindre inconvénient de ces travaux pénibles, pendant qu'ils s'y adonnaient ; ils jouiffaient au contraire d'une bonne fanté, & quand on les avertiffait de ne point trop fe fatiguer, ils perfifflaient le confeil, & difaient qu'il leur était facile de remplacer l'eau qu'ils rendaient par les fueurs, en buvant du vin & du punch, & que jamais ils ne s'étaient mieux trouvés qu'alors ; mais la faifon des pluies les convainquait trop tard de leur erreur.

Ma propre expérience me donne lieu de croire que le vin a le pouvoir, jufqu'à un certain point, de chaffer l'infection nouvellement tranfmife, ou au moins de contribuer à fon expulfion. Ayant, en effet, pris un foin particulier de ma fanté, en ne faifant ufage que de la décoction de falfepareille, je reffentis enfin les effets de la contagion. Je crus l'avoir prife du Gouverneur (1), à l'haleine duquel je me trouvai expofé de très-près le jour d'avant

---

(1) Le genre de vie du Gouverneur Clarke, était régulier à tous égards. Il prenait de la teinture de quinquina & des amers trois fois par jour, & mettait en ufage toutes les précautions poffibles pour éloigner la maladie, mais fans aucun fuccès.

fa mort. Comme il ne prononçait que des mots inarticulés & fort bas , j'étais obligé d'approcher mon oreille de fa bouche pour faifir ce qu'il me difait ; & pour ne point augmenter fes inquiétudes, j'évitai de faire l'ufage que j'avais coutume de faire de mon flacon , qui contenait une liqueur que j'indiquerai peu après. Lorfque je m'éloignai de lui, je me trouvai étourdi , & peu d'heures après j'eus un léger friffon : je reffentis un mal d'eftomac & de tête , & tous mes membres me parurent auffi fatigués que fi je me fuffe appliqué à un travail pénible. J'étais incertain fur la conduite que j'avais à tenir en pareil cas ; le malaife de l'eftomac indiquait un émétique , mais je craignais de le prendre, d'après le vomiffement continuel que je l'avais vu produire chez d'autres. Me confultant donc moi-même fur ce que j'avais à faire, je penfai que le remède qui conviendrait le mieux, ferait celui qui, avec l'aide de la nature, pourait expulfer la contagion reçue par les émonctoires de la peau. Pour parvenir à cette fin , je mêlai fix onces de décoction de falfepareille , avec autant de vin de Ténériffe que je fis chauffer. Pendant ce temps , comme l'air était humide, je fis fécher mon lit en plaçant une poële de charbons allumés , dans l'enceinte des rideaux ; ce qui étant fait , je pris la mixture ci-deffus chaude , & je me mis au lit environ vers les neuf heures du foir. Je me fentis bientôt après fort chaud, mon pouls devint plein & prompt, ma peau était entierement sèche. Je vomis spontanément vers le minuit, mais il n'y avait point de bile dans ce que je rendis : la fièvre ne tarda point à diminuer ensuite par degré ; une sueur copieuse survint ensuite, laquelle cessant de couler vers les quatre heures du matin, je pris un lavement d'eau de sucre & de sel commun, qui me fit faire trois ou quatre selles. Je sortis du lit vers les huit heures de l'après-midi, & me trouvant très faible, je pris de l'eau de gruau avec un peu de vin, je bus pendant le jour un verre de décoction de salsepareille toutes les trois heures, & comme la fièvre ne revint point le soir, je retournai à mes occupations le jour d'ensuite.

On demandera peut-être actuellement si l'on doit attribuer les bons effets dans le cas présent, au vin ou à la salsepareille ? Mon opinion particulière est qu'on les doit regarder comme provenans du dernier de ces moyens, & non du premier, quoique je pense néanmoins que la vertu de la salsepareille reçoive un grand surcroît d'activité de l'addition du vin. En effet, ce dernier non-seulement agit comme corroborrant, mais encore comme stimulant ; & comme tel, il aide la nature à subjuguer la contagion, ce que la salsepareille ne pourait faire par elle-même. Il est donc, d'après cela, probable que ni l'un ni l'autre de ces moyens, n'aurait pu effectuer par lui-même, ce qu'ils peuvent faire conjointement enfemble. Peut-être le temps qui commençait à changer en mieux, a-t-il eu beaucoup de part à leurs bons effets.

Quoique j'aye beaucoup exalté les qualités du vin, & que je l'aye fortement recommandé comme préfervatif, cependant comme le feul européen qui échappa à la maladie, ne fit aucun ufage des liqueurs fpiritueufes, je fpécifierai mon confeil, feulement pour ceux qui n'y font point accoutumés. Le fujet de cette unique exception, eft M. Hace, Gapitaine d'un vaiffeau marchand qui avait été plufieurs fois avant & après au Sénégal, mais qui y réfidait depuis deux ans, lorfque la maladie commença à févir. Il fut plus expofé à l'infection qu'aucun autre; il habitait la maifon d'un malade qui préfentait une apparence terrible; il était tuméfié & comme foufflé avant de mourir, il avait l'afpect d'un cadavre pourri, comme je l'ai rapporté ci-devant : il le foignait nuit & jour par humanité, les noirs ne voulant point l'approcher à caufe de fon apparence effrayante. Il ne but jamais une goutte d'aucune liqueur fpiritueufe, ni même de la bierre ou du cidre ; & il me dit qu'il n'en avait pas fait ufage depuis plus de dix ans, quoiqu'il y fût accoutumé avant. L'eau était fon unique boiffon à fes repas, mais il prenait beaucoup de thé & de café le matin & l'après-midi. Il ne faifait ufage du tabac fous aucune forme, & ne s'était précautionné en rien contre l'infection.

Malgré cette singulière exception à l'un des pro-
phylactiques que je viens de proposer, je continuerai
par en recommander quelques autres qui sont en
partie fondés sur l'expérience, & en partie sur la
raison. Comme la pluie & le vent du midi rendent
l'air extrêmement humide, il ne peut qu'être très-
pernicieux de dormir en plein air, ou de s'exposer
à l'humidité sans nécessité. On doit donc être soi-
gneux d'éviter ces deux inconvéniens. Il sera nécessaire, malgré la chaleur de la saison, de faire
continuellement du feu dans les appartemens pour
en chasser l'humidité. On ne doit point craindre,
en agissant ainsi, de rendre la saison plus insupportable, car la chaleur qui en résulte est si légère,
qu'on à peine à pouvoir la sentir : en tenant ainsi
les chambres dans un état de sécheresse, le feu
contribue singulièrement à la circulation de l'air;
c'est ce que les noirs de l'île & du continent ob-
servent avec la plus grande exactitude. Ils ont
toujours soin d'avoir alors du feu allumé au milieu
du sol de leurs cabanes, qui, n'ayant point de
cheminée, laissent répandre la chaleur & la fumée
également par-tout. Non-seulement ce moyen dessèche l'air, mais encore il chasse en partie le plus
grand des fléaux de ce temps, les moskites qui ne
peuvent souffrir une pareille fumée.

Comme le bain est un des plus sûrs moyens de
concilier une grande propreté à la peau, ce qui ne

peut que produire un bon effet fur le corps, par la tranfpiration qui s'en trouve alors augmentée, je le recommanderais de temps en temps pour cette raifon. On devrait alors le prendre rempli d'eau de puits, qu'on aurait foin de placer dans une chambre sèche près d'un bon feu. Je ne le recommande que de temps en temps, car je ne pourrais porter aucun jugement fur fon ufage journalier. Ceux qui l'ont employé dans la vue de fortifier les folides, étaient auffi expofés aux maladies régnantes, que ceux qui l'avaient négligé, ce qui me fortifie de plus en plus dans mon opinion, que ces maladies font plutôt dûes à des qualités nuifibles des fluides, qu'au relâchement des folides. Je confeille de prendre le bain dans une chambre, parce que je regarde comme très-pernicieux de s'expofer nud dans ce temps, en plein air. J'ai vu des fièvres fuivre immédiatement, pour s'être baigné alors en pleine rivière, ce que j'attribue aux mauvaifes qualités de l'atmofphère qui les entourait, plutôt qu'au vice de l'eau de rivière. Les noirs qui font accoutumés à aller prefque nuds, n'en éprouvaient point les mêmes effets que les blancs. Le bain pendant la faifon sèche, ne peut être que tonique & rafraîchiffant ; on le peut prendre tous les jours à la rivière, ou à la mer, fans aucune précaution, fi ce n'eft de s'en abftenir quand le foleil eft au méridien, ou près.

Plus on eft près du corps d'où s'exhale la contagion, plus aussi ses effets sont énergiques. Or, comme de toutes les causes qui produisent la maladie, celle-ci est la plus à redouter, on doit donc faire attention à ce que ceux qui n'ont aucune affaire avec les malades, ne les approchent. Ceux qui sont en santé ne doivent point également fréquenter ceux qui soignent les malades. En observant ces règles, il est probable qu'on peut éviter la contagion, ou au moins empêcher qu'elle ne s'étende rapidement. Mais j'ai bien de la peine à croire que ceux que leur devoir appelle auprès des malades, puissent se garantir du danger de l'infection, par aucun prophylactique quelconque. Néanmoins comme j'avais quelque confiance dans du fort vinaigre que je flairais toujours quand j'étais parmi les malades, & que je m'en trouvais bien, je le recommanderai de préférence à tout autre. Le meilleur dont j'ai fait usage, est celui qu'on connaît sous le nom d'*esprit de vinaigre*, & qu'on retire en distillant la terre foliée, ou quelques sels métalliques qui contiennent cet acide dans un état de très-grande concentration. Le sel polichrecte, ou le tartre vitriolé, auquel on ajoute quelques gouttes de cet esprit concentré, exhale une odeur acide & volatille, que ceux qui ne connaissent point cette préparation la croiraient provenir du sel même. Ce sel ainsi préparé, se conserve plus aisément dans les flacons, & peut s'employer plus convenablement, lorsque les cir-

conftances le demandent, que l'acide volatil pure.
On le nomme communément fel de vinaigre, mais
bien improprement ; car quoique cet efprit de
vinaigre , ou cet acide volatil, puiffe former des
cryftaux quand on l'évapore comme il convient (1),
cependant on le trouve rarement dans les boutiques,
à caufe de la cherté , mais on lui fubftitue communément celui dont nous venons de parler. Comment
cet acide agit-il , & comment eft-il capable de prévenir la contagion ? Ce n'eft point une chofe aifée
à déterminer. Si cependant il eft permis de fuppofer
que les efflux qui produifent la maladie , font de
nature alkaline , il eft probable qu'ils font abforbés
& neutralifés par les vapeurs qui s'exhalent de l'acide,
& qu'étant ainfi combinés, ils perdent leur pouvoir,
ou au moins qu'ils ne peuvent le manifefter (2).
Il fera très - utile , d'après cette fuppofition, de
répandre du vinaigre ordinaire fur le plancher des
chambres, & dans les falles de l'hôpital. Je con-
feillerai encore à ceux qui ont foin des malades ,

---

(1) Voyez le Dictionnaire de Chymie de Macquer. Efprit
de Vénus.

(2) J'avais quelquefois un éternuement accompagné d'une
iffue de mucofité du nez , & d'un écoulement de falive,
lorfque je faifais ma vifite à l'hôpital ; ce que j'attribuai en
partie à l'irritation qu'avait opéré fur moi l'efprit de vinaigre
dont je me fervais. Je ferais affez porté à croire qu'il pouvait
ainfi contribuer à me préferver de l'infection.

de ne porter aucun habit de drap, qui sont propres, plus que ceux qui sont d'une autre étoffe, à retenir la contagion, & de leur préférer toujours ceux de toile ou de coton, & d'en changer souvent. Ils auront encore grand soin de ne point s'exposer immédiatement à l'haleine des malades, qui est très contagieuse ; ils se laveront très-souvent le visage & les mains avec un faible mêlange d'eau & de vinaigre.

COURTE RÉFLEXION

Sur le Commerce de la gomme du Sénégal, & sur l'importance de cette place, à ce sujet ; terminée par une preuve des mauvaises suites qui sont annexées à la coutume actuelle, d'envoyer en Afrique, des criminels pour soldats.

QUOIQUE le Sénégal semble être plus mal sain que les établissemens de la côte d'Afrique, qui sont plus au midi, cependant comme, sans parler des autres objets, c'est la seule place de la côte, qui produit la gomme du Sénégal, ou la gomme arabique, article qui est de la plus grande conséquence pour nombre de manufactures de l'Angleterre, il nous devient par cette raison, un endroit inappréciable.

Les Français en ont été les paifibles poffeffeurs plus de quatre-vingts ans, jufqu'en 1758, où il leur fut pris par une petite efcadre anglaife, commandée par le capitaine Macsh, auquel fe réunirent quelques troupes de terre, fous les ordres du général Mafon. Comme la perte de cette place en fit connaître la valeur aux Français, étant obligé d'acheter de nous la gomme qu'ils employent dans leurs manufactures, ils en firent la première de leur conquête dans la guerre actuelle. Il y a cependant lieu de croire que les Hollandais ont auffi commercé ici, car les noirs ont retenu nombre de mots hollandais, pour exprimer diverfes étoffes de manufactures européennes, vraifemblablement parce qu'elles leurs étaient inconnues avant. Ceci a dû avoir lieu avant l'établiffement des Français, & après celui des Portugais, qui font les premiers qui fréquentèrent la côte, & qui s'établirent à l'île du Sénégal, où ils bâtirent un petit fort, que les Français ont enfuite aggrandi, & qu'ils ont nommé fort Saint-Louis. Tant que les Français le poffédèrent, il appartenait à leur compagnie des Indes orientales. M. Rouffin, qui a été long-temps au fervice de cette compagnie, & qui a paffé enfuite à celui de la compagnie anglaife, comme interprête de la langue arabe, affure que le profit que la compagnie françaife retirait du commerce du Sénégal, furpaffait, à proportion, celui du commerce de l'Inde, étant moins difpendieux que celui-ci.

Les Français l'ont de nouveau remis entre les mains d'une compagnie, qui certainement retira les plus grands avantages du commerce de la gomme, en ce qu'elle peut forcer les Maures à fe contenter d'un très-bas prix, felon qu'elle le penfe plus avantageux ; ce qui n'était pas praticable quand cette place était entre les mains des Anglais. En effet, le commerce étant libre & ouvert à chaque fujet, il arrivait quelquefois que fept ou huit vaiffeaux appartenans à différens propriétaires, longeaient l'un après l'autre la rivière, & s'arrêtant là où les Maures ont coutume d'apporter leur gomme en vente, les capitaines des vaiffeaux, empreffés d'avoir leur pleine cargaifon, enchériffaient les uns fur les autres, & en portaient le prix à un très-haut taux. De plus, comme ils faifaient des préfens aux chefs, & qu'ils payaient des douanes confidérables aux Princes, qui en extorquaient tous les ans de nouvelles, ils ne retiraient qu'un très-petit avantage de leurs voyages, & quelquefois même ils perdaient, ainfi que je leur ai entendu dire fouvent, particulièrement quand les magafins étaient remplis de cette marchandife (1).

---

(1) En 1777, que le Sénégal appartenait encore aux Anglais, on achetait la gomme arabique, à Londres, trente ou trente-cinq livres fterling la tonne ; & actuellement il eft monté au prix énorme de deux cents quarante & plus.

Si donc les Anglais reprenaient le Sénégal , il vaudrait mieux , felon moi , de le donner à une compagnie qui certainement retirarait le plus grand
profit de fon trafic. Quarante, cinquante ou foixante
foldats , au plus , fuffiraient pour la garnifon , en
temps de paix; mais il ne faudrait point qu'ils fuffent
des malfaiteurs. Les habitans de l'île , qui font en
grand nombre , affifteraient toujours la garnifon
pour conferver leurs propriétés , en cas qu'elle fût
attaquée par quelques nations du continent. La
coutume où l'on eft d'envoyer des malfaiteurs pour
foldats , dans l'île de Gorée , fait plus de tort à la
nation Anglaife dans cet endroit, qu'on ne l'imagine
communément. Ces malheureux ne changent point
de conduite , & fi l'on punit quelques-uns d'eux
pour leurs mauvaifes actions , il peut s'en fuivre
une mutinerie ou une fédition difficile à appaifer.
Je dois ce que je dis à mon expérience; car quoique
nous n'ayons point alors de véritables criminels ,
nous avions cependant de mauvais fujets. De vingt-
deux que la maladie avait épargné, treize fe révol-
tèrent contre le commandant , deux jours avant
que les Français n'inveftirent l'île , les neuf autres
étant alors malades à l'hôpital. Ils lui fermèrent le
fort , & tirèrent fur lui & fur des noirs innocens ,
qui étaient à l'entour du fort , & tuèrent huit ou
neuf de ceux-ci. Cette mutinerie fut en partie occafionnée par une difpute qui s'éleva entre les officiers,

fur celui qui fuccéderait au commandement de la garnifon, après la mort du gouverneur Clarke; & en partie à caufe d'un vol que les foldats avaient fait. Quelques-uns de ceux-ci avaient ouvert un magafin, & en avaient dérobé beaucoup de marchandifes; ce que le commandant ayant appris, il les avait fait renfermer. Ceux qui paraiffaient être du complot, pour fe mettre eux-mêmes à couvert du châtiment, prirent le parti de fon compétiteur, & l'appellèrent au commandement où l'avait nommé un officier fupérieur, qui était au fort Saint-Jean, à Gambie, mais qu'il n'avait pu prendre jufqu'alors, ayant eu contre lui les foldats qui y portaient l'autre.

L'arrivée des Français dans cette conjonĉture critique, fut l'évènement le plus heureux qui pût nous arriver alors, des conféquences funeftes devant naturellement être les fuites de cette affaire. Le reffentiment, la fureur & la rage des noirs excité par la mort fi peu méritée de leurs compagnons, étaient portés à un tel point, qu'on craignait férieufement qu'ils ne maffacrent également tous les blancs de la garnifon, auffi bien que quelques commerçans de l'île, pour la venger, & ainfi qu'ils ne fiffent périr l'innocent avec le coupable. Ils étaient en effet, quinze cents au moins fous les armes, & occupaient alors le haut & le bas de l'île. On n'a cependant fait aucune perquifition à ce fujet, à notre arrivée en Angleterre; ce qui m'a beaucoup furpris, & ce que je ne puis attribuer à d'autres caufes, fi ce n'eft que le Gouvernement n'en a jamais été convenablement informé.

Les noirs, qui ne font point fi infenfés ni fi imbéciles qu'on fe l'imagine, font portés à juger de la nation Anglaife, en général, par ces malheureux qu'ils voyent continuellement, la plus grande partie ignorant qu'ils font envoyés là pour leurs crimes. Les foldats eux-mêmes fe donnent bien garde de le révéler, & il ne ferait point honorable pour les officiers qui les commandent, de le publier. D'un autre côté, ceux des habitans qui le favent, croyent que le Gouvernement Anglais les traitent avec trop de rigueur, en leur envoyant ainfi chez eux, de pareils miférables. Une nation donc, qui eft ambitieufe de conferver fa renommée, fes loix & fon Gouvernement, comme la nôtre, doit donc abandonner la coutume d'envoyer des criminels dans la place dont je parle, pour prévenir tous les mauvais préjugés que les naturels du pays pourraient former fur les Anglais en général, & pour gagner leur affection, & affurer à nos poffeffions la tranquillité qui leur eft néceffaire.

F I N.